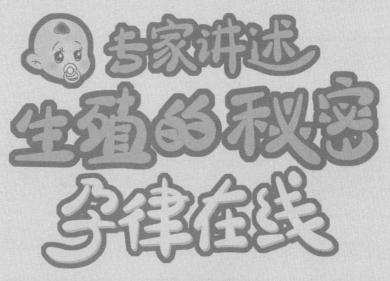

专家讲述
生殖的秘密
孕律在线

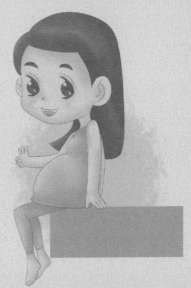

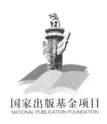

"十三五"国家重点出版物出版规划项目

国家出版基金项目
NATIONAL PUBLICATION FOUNDATION

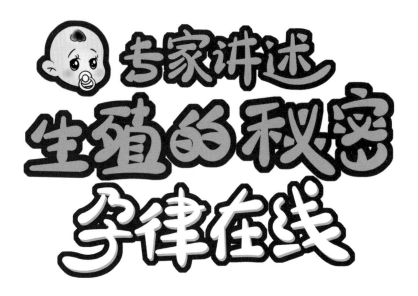

专家讲述
生殖的秘密
孕律在线

乔杰 李蓉 主编

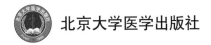

北京大学医学出版社

ZHUANJIA JIANGSHU SHENGZHI DE MIMI—YUNLÜ ZAIXIAN

图书在版编目（CIP）数据

专家讲述生殖的秘密. 孕律在线 / 乔杰 , 李蓉主编 . — 北京：
北京大学医学出版社 , 2021.2
ISBN 978-7-5659-2283-1

Ⅰ . ①专… Ⅱ . ①乔… ②李… Ⅲ . ①优生优育－基
本知识 Ⅳ . ① R169.1

中国版本图书馆 CIP 数据核字 (2020) 第 201633 号

专家讲述生殖的秘密——孕律在线

主　　编：乔　杰　李　蓉
出版发行：北京大学医学出版社
地　　址：（100083）北京市海淀区学院路 38 号　北京大学医学部院内
电　　话：发行部 010-82802230；图书邮购 010-82802495
网　　址：http：//www.pumpress.com.cn
E - mail：booksale@bjmu.edu.cn
印　　刷：北京强华印刷厂
经　　销：新华书店
责任编辑：张凌凌　　责任校对：靳新强　　责任印制：李　啸
开　　本：787 mm×1092 mm　1/ 16　印张：12　　字数：145 千字
版　　次：2021 年 2 月第 1 版　2021 年 2 月第 1 次印刷
书　　号：ISBN 978-7-5659-2283-1
定　　价：60.00 元

编者名单

主　编：乔　杰　李　蓉

副主编：杨　蕊　杨　硕　严　杰

编　者：（按姓名汉语拼音排序）

常　亮　樊梓怡　高　畅　焦利萍　李　嘉

李　蓉　刘东明　牛子儒　乔　杰　邵敏杰

田　婵　王　超　王曼卿　王　洋　王迎曦

徐嘉雨　闫艺之　严　杰　杨　俊　杨　蕊

杨　硕　于　多　张梦倩　张　文　张新宇

绘　图：赵　清

序

每一个备孕家庭都希望得到专业易懂的指导。

随着社会科学的进步，人们对于健康知识也愈发渴求。生育健康是许多家庭都会遇到的问题。生殖医学的进步也给更多的不孕家庭搭建了寻求帮助的平台。作为生殖健康领域的工作者，除了诊疗工作外，也同时希望能够为有生育要求的家庭提供医学科普和健康指导。

基于这样的初心，我们开展了这项科普书籍的编撰工作。本项目共包括四本科普书，分别从男女双方备孕、生育力保护、助孕诊治以及孕期指导等方面用最简单平朴的语言，以求深入浅出地将人们最关注的生育相关问题——解答。语言追求生动有趣，医学知识追求专业易懂，内容构造追求全面详细。

特别感谢国家出版基金的支持，让我们的项目和想法可以得以实现。感谢北大医学出版社为此提供平台和专业的帮助。本书由北京大学生殖医学研究领域的专家、学者共同编写，作者团队的专业水平及科研水平在国内处于领先地位。北京大学第三医院生殖中心每日接诊大量不孕症家庭，在帮助他们助孕的同时也走近这些家庭，了解和体悟到他们的困难和焦虑，希望通过这一系列的书籍帮助更多有生育需求的家庭，健康备孕，科学助孕。

乔 杰

2020 年 9 月

前 言

生殖健康影响着人类社会的进步和发展，关于生殖健康的教育和科学普及与每个人都息息相关；人们对生殖健康知识的渴求也日益强烈。

本丛书第一部"孕律在线"，将女性生殖系统基础、备孕相关知识、可能影响怀孕的妇科疾病和其他系统疾病以及备孕过程可能遇到的特殊状况向读者进行——阐释，同时配合大量形象的图片，使读者可以生动而轻松地学习相关生殖健康知识。

本书的编者均来自北京大学生殖医学中心的一线临床工作者，团队的专业水平在国内及国际均处于领先地位。在国家出版基金、"十三·五"国家重点图书项目及北京大学医学出版社的联合支持下，编写团队倾力将相关专业知识深入浅出地讲述给读者。

希望这本科普图书的出版，在帮助读者了解生殖健康知识的同时，可以使有相关问题的家庭得到帮助，缓解他们面对生育问题的焦虑，帮助他们科学备孕。

李 蓉

2020 年 10 月

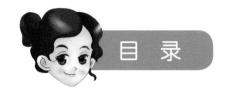

目 录

第三篇

这些病影响怀孕吗?

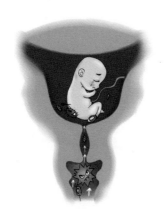

第四篇

孕期疾病

第五篇
一些伤脑筋的问题

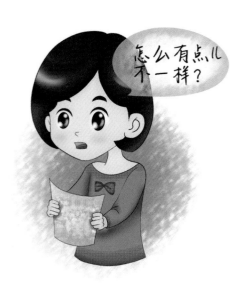

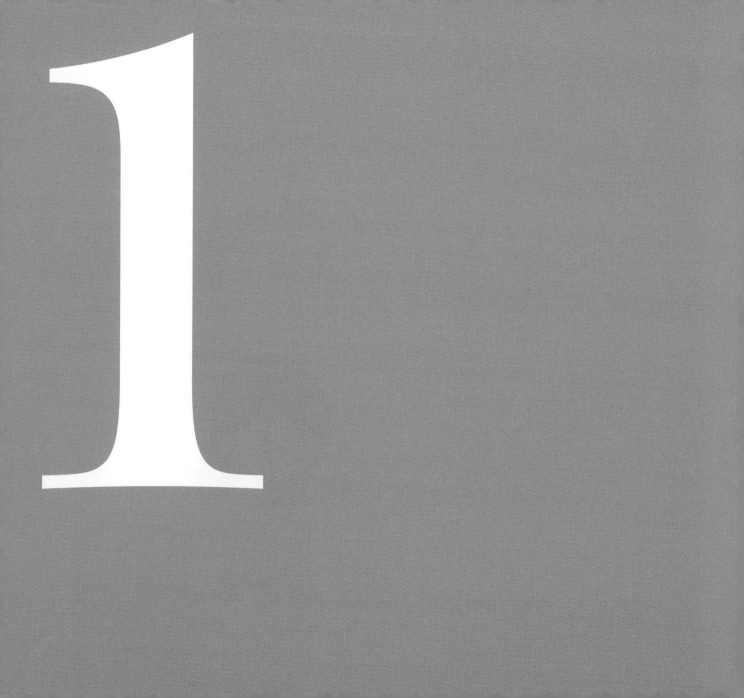

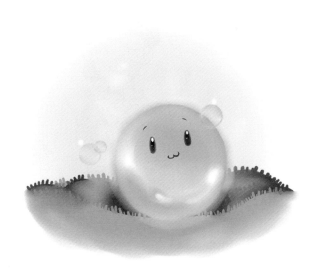

1

认识内在的你

——女性生殖器官

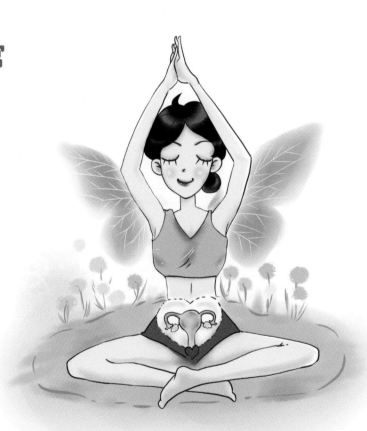

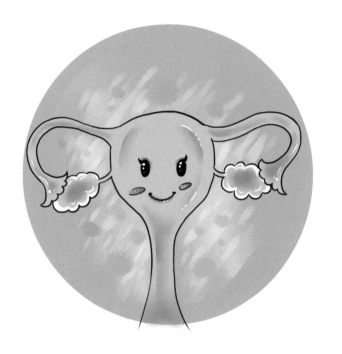

作为女性，和男性最大的不同在于生殖器官，女性的生殖器由内、外两部分构成。外生殖器是生殖器的外露部分，又称为外阴，位于两腿内侧。内生殖器位于腹部下方的骨盆内，包括卵巢、输卵管、子宫和阴道。

众所周知，受精卵由男性的精子和女性的卵细胞结合而产生，而卵细胞就来源于女性的卵巢。卵巢中的卵泡像一颗颗果子，逐渐生长、发育，直至成熟。果核排出后，剩余的果肉依然有丰富的营养，卵泡也是如此。排出卵细胞后的剩余部分会变成一个叫"黄体"的结构，仍然具有重要的功能：若排出的卵细胞成功与精子结合，它们所结合形成的受精卵长大后形成的"小胚胎"能够产生一种物质——人绒毛膜促性腺激素，使月经黄体增大，成为妊娠黄体。同时，人绒毛膜促性腺激素作为怀孕的信号，最早在受精后第 7 天即可从血液或尿液中检测出，医生可以通过它来确定是否怀孕。如果没有精子与排出的卵细胞结合，黄体则会慢慢退化。

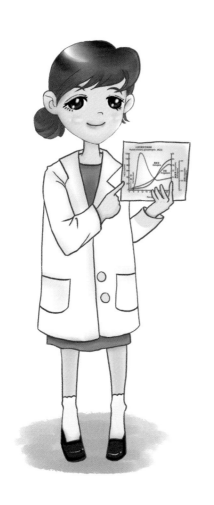

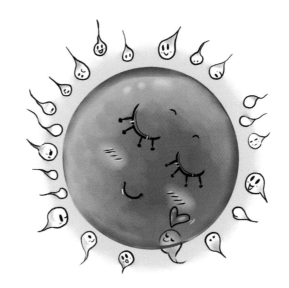

　　那么，精子和卵细胞又是在哪里相遇呢？精子从阴道进入女性体内，它会游过子宫，再游进另一条狭窄的通道——输卵管，而卵巢排出的卵细胞也会进入输卵管，它们在输卵管内空间最大的地方输卵管壶腹部汇合。

　　受精卵需要丰富的营养才能长大，因此他/她会顺着输卵管逐渐移行到子宫里面，就像种子进入了土壤一样，慢慢开始后面的生命之旅——逐渐发育成一个完整的人体。

当然，如果在受精卵移行的过程中受到一些阻力，比如输卵管不够通畅，或者精子与卵细胞不是在对的地点相遇，这些都可能造成受精卵定居到其他地方，就会发生我们所说的"异位妊娠"。

　　子宫除了是胚胎发育的场所以外，也是月经的来源。而月经的排出，需要经过一条通道——阴道，它是子宫与外界相通的桥梁，也是顺产的宝宝来到这个世界的必经之路。

（张梦倩）

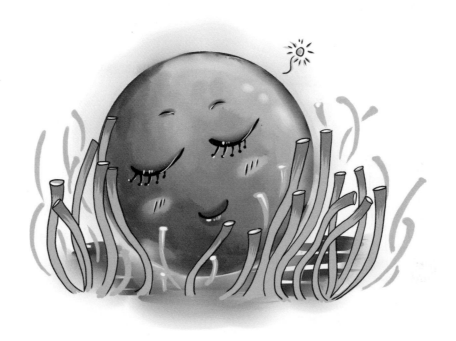

2

等级森严的"军队"
——女性生殖内分泌

　　激素是一种能够调节人体生理功能的重要成分，它也是我们常说的内分泌物质。完整的女性内分泌轴像军队一样等级分明，它包括成"上下级关系"的三个层面：最高等级是"司令"，也就是中枢神经系统分泌的促性腺激素释放激素，第二个层面是"连长"，也就是中枢神经系统的下级———个被称为垂体的结构所产生的黄体生成素与卵泡刺激素，第三个层面则是再下一级的"士兵"，也就是卵巢产生的雌激素

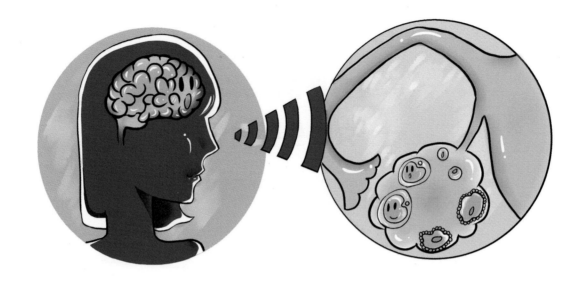

和孕激素。 女性的内分泌功能就像是这些激素的名字一样十分复杂，但是直接对我们的生殖和繁衍产生作用的便是雌激素与孕激素。雌激素在排卵前由卵巢中的卵泡产生，在排卵后则由黄体产生。那么，雌激素有什么作用呢？它最基本的作用，是能够促进子宫内膜的生长、促进卵泡的发育、维持女性性征。除此之外，它还能降低胆固醇水平、保护心脑血

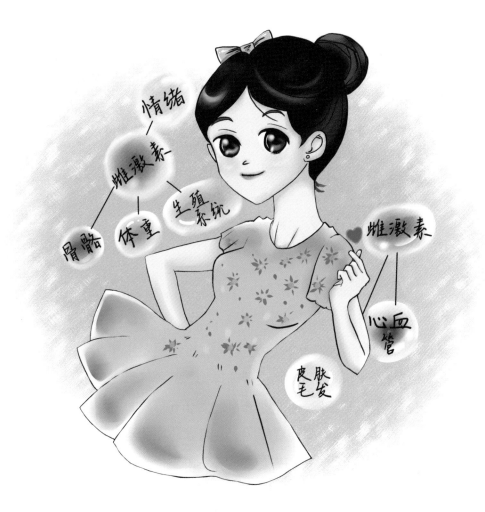

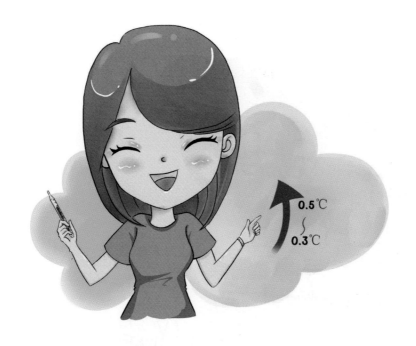

管，促进肠道和肾对钙的吸收，所以绝经后的女性容易发生心脑血管疾病和骨质疏松。孕激素则主要由排卵后的黄体产生，可使子宫内膜呈分泌期改变，从而适于胚胎定于子宫腔，并在之后的妊娠维持过程中发挥重要作用。孕激素还可使基础体温升高 0.3 ~ 0.5℃，因此可以根据基础体温的变化来监测排卵。

女性的内分泌轴不仅包括"上级"对"下级"的指挥作用，还包括"下级"对"上级"的反馈。简单通俗地说，上级产生的激素能够促进雌激素的分泌，而雌激素在排卵前对"司令"和"连长"起到正反馈作用，"协同作战"促使成熟卵泡排卵；排卵后的雌激素和孕激素则对上级传递负反馈的信息，告诉上级可以"养精蓄锐"，待下一个月经周期再发号施令。

（张梦倩）

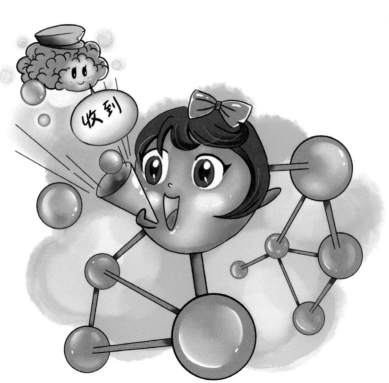

3

万里挑一就是你

——卵细胞的成熟过程

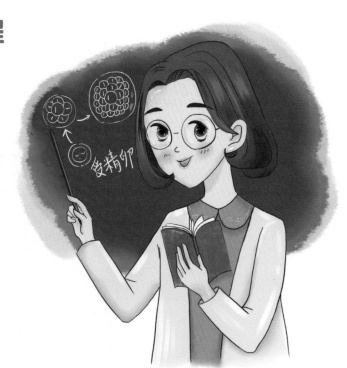

中学生物老师常告诉学生们，人类和其他动物在结构上没有什么区别。因为从生物体的结构来说，无非都是数以万亿的细胞组成的。那人最初来源于什么呢？答案是一个特殊的细胞——受精卵。

受精卵，由来自父亲的精子和来自于母亲的卵细胞结合而成，精卵结合意味着一个新生命的开始，此后受精卵不断进行分裂，细胞数量不断增多，最终形成了复杂的人体。

那么再向前追溯，卵细胞来自哪里呢？卵巢是卵细胞发育和成熟的器官，在卵巢中存在着许许多多的卵泡，而卵细胞就在卵泡里。

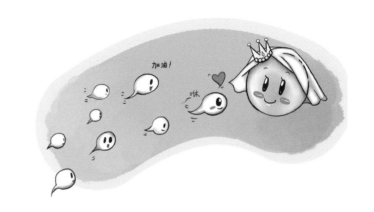

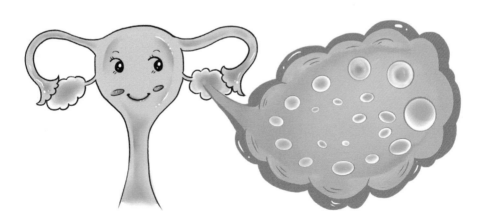

卵细胞是人体最大的细胞，成熟卵细胞直径大约 0.1 毫米，甚至用肉眼就能看见。我们都知道女性每个月会有一个卵泡发育成熟并排卵，卵细胞排出后进入输卵管，等待与精子相遇结合成受精卵。女性月经初潮年龄 12 岁左右，绝经 50 岁左右，所以一生中只会有大约 400 ~ 500 个卵泡发育成熟后排卵。实际上在女性刚出生时，卵巢内就有多达 200 万个原始卵泡，而在儿童时期，多数卵泡还会继续退化，到月经初潮时只剩下约 30 万个，而且这一数字随着年龄的增长还会不断减少。事实上绝大多数卵泡在成熟过程中会发生退化，只有质量最高的卵泡最终成熟后排卵，可以说能排出来的卵细胞都是万里挑一的。

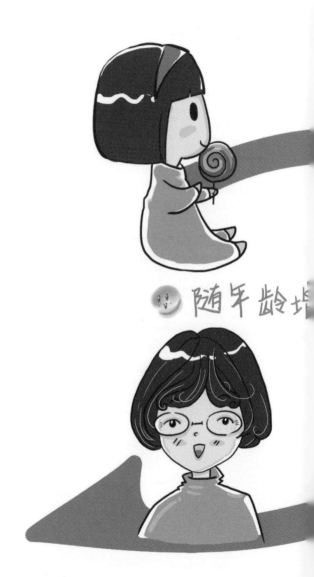

随年龄增

卵巢中的卵泡是不可新生的，因此一旦卵巢发生病变，卵泡数量减少，是无法通过其他细胞的转化补充的，这和男性的精子形成不太一样。一般每个月只有一个会完全发育成熟并被排出的卵细胞，当然极少数情况下会有多个卵细胞排出，此时如果同时受精，将可能怀上双胞胎甚至多胞胎。

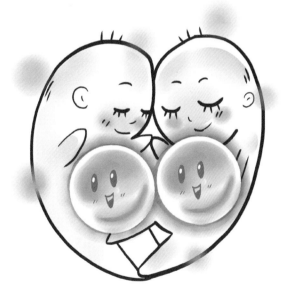

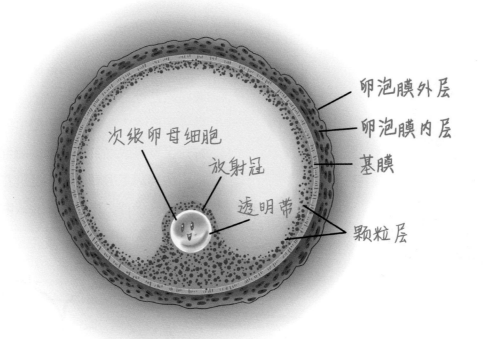

卵泡膜外层
卵泡膜内层
基膜

次级卵母细胞
放射冠
透明带
颗粒层

　　卵泡成熟所经历的时间达数月之久（通常为 85 天），虽然多数女性排卵周期是 28 ～ 30 天（即月经周期），这个月排出的卵细胞其实来自两三个月前开始发育的那批卵泡。发育过程中，球形的卵泡会变得越来越大，卵泡内也会产生许多的卵泡液，直径从最初的 0.3 厘米左右发展到 2 厘米左右，最后这个"巨大"的卵泡破裂，将卵细胞和包裹在卵周围的细胞一起排出去，这一过程称为排卵，通常在月经的第 14 天左右发生。

（刘东明）

4

孕育宝宝的红房子
——子宫

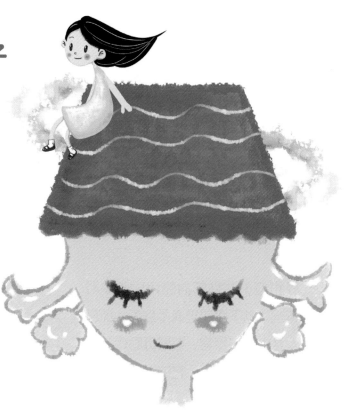

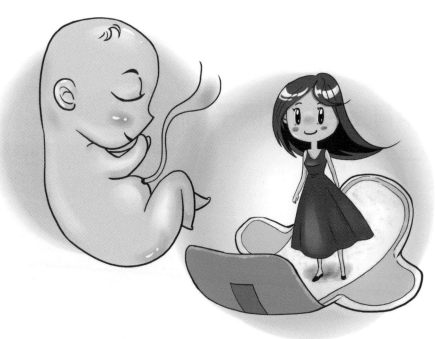

　　子宫位于女性的盆腔内，非孕期正常情况下从下腹部是摸不到的。子宫作为女性的生殖器官，在繁衍后代方面起着非常重要的作用，它的主要功能是孕育宝宝和产生月经。

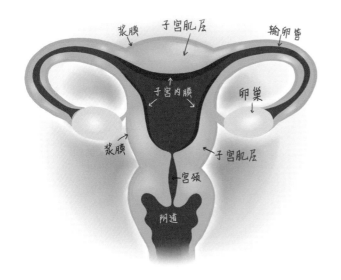

浆膜　子宫肌层　输卵管
子宫内膜
卵巢
浆膜
子宫肌层
宫颈
阴道

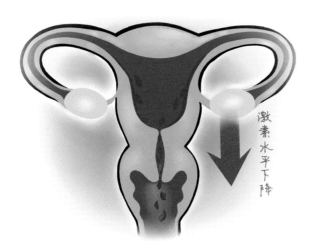

激素水平下降

想要了解子宫的生理功能，首先需要了解子宫的大致结构。子宫是一个有腔的器官，两侧各有一个开口通向输卵管。子宫壁很厚，可大致分为三层，由内向外分别是子宫内膜 – 子宫肌层 – 子宫浆膜。

子宫内膜随着月经周期有周期性的变化，一般从月经的第 5 天起，在体内性激素的刺激下，子宫内膜会不断生长、增厚，持续到月经来潮前，此时由于内分泌轴调节，激素水平下降，不足以支撑子宫内膜的生长，子宫内膜发生脱落、少量出血，经过阴道排出便形成了月经。

那么，为什么子宫内膜要产生这种周期性的变化呢？受精卵就像一颗种子，它必须要找到合适的土壤扎根才能获取养分，得以发育成长。这片土壤就是子宫内膜，子宫内膜的增厚就是在为胚胎的"扎根"做准备。但在多数情况下，卵细胞排出后没有与精子结合，这片"肥沃"的土壤就失去了意义，因此增厚的子宫内膜在月经期前发生脱落，形成月经。如此进

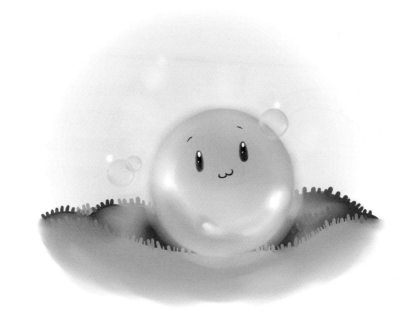

入下一个周期，在激素的作用下，子宫内膜再次由薄变厚，为受精卵的"扎根"做准备。胚胎一旦"扎根"在子宫内膜里，胚胎就能够从母体获取养分，不断生长发育。宝宝在子宫内发育的过程里，子宫实际上也能起到保护作用。

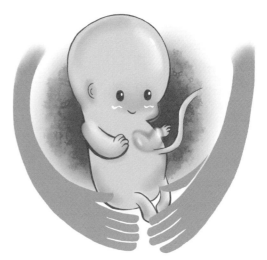

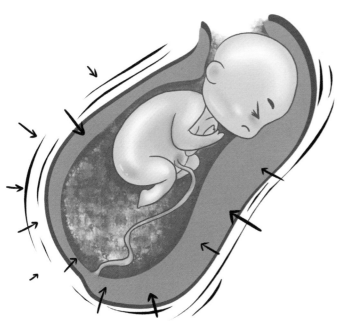

在最后分娩的过程中，子宫肌层起到了关键作用，分娩一旦发动，子宫肌肉会产生规律的收缩，也就是我们常说的宫缩，每一次的宫缩都会让子宫腔内的压力增加，从而让宝宝从子宫内通过阴道顺利娩出。

（刘东明）

5

大姨妈来啦

"这个世界上最潇洒的人就是大姨妈，她想来就来，不想来就不来，她不来你急死，她来了你烦死。她来或不来你都要默默忍受。"

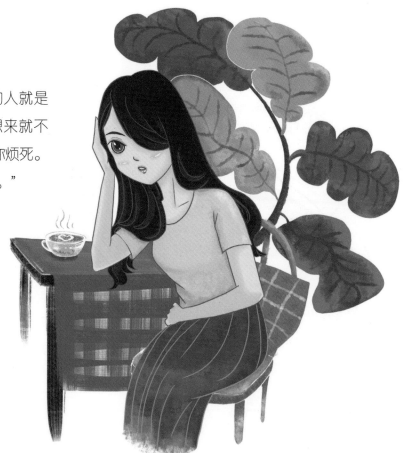

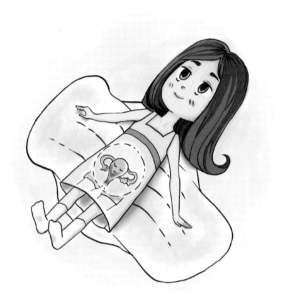

月经，经常被大家戏称为"大姨妈""倒霉""来事""例假"等，那到底什么是月经呢？教科书上说"月经是指卵巢周期性变化而出现的子宫内膜周期性脱落及出血，规律的月经出现是女性生殖功能成熟的重要标志。"

月经是子宫在卵巢产生的激素作用下，子宫内膜发生周期性生长和脱落的生理现象。月经血呈暗红色，除了血以外，还有子宫内膜碎片、宫颈黏液和脱落的阴道上皮。由于月经血中有前列腺素以及来自子宫内膜的大量抗凝物质，所以月经血是不凝的，但是如果出血量多或速度较快的时候，还是会形成血块的。

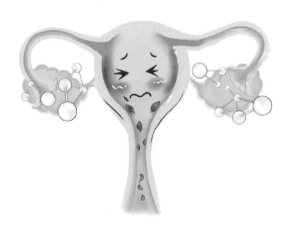

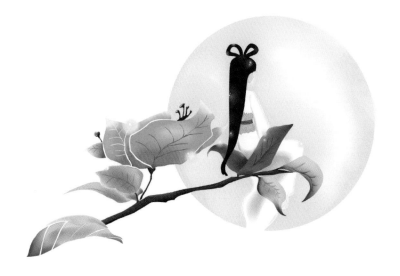

正常的月经是具有周期性的。那月经周期应该是多久呢？我国古代将月经称为"月事""月水""月信"，都带有一个"月"字，顾名思义，那月经是不是应该一个月来一次呢？先让我们看看什么是月经周期。我们将出血的第一天算为月经周期的开始，两次月经第一天之间的间隔时间称为一个月经周期，一般来讲平均是28天左右，但因为有个体差异，21～35天都算正常，而每次月经持续的时间是月经期，一般为2～8天，平均为4～6天。

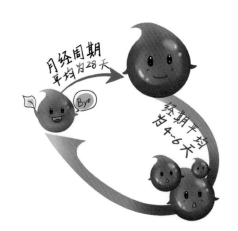

月经周期平均为28天

经期平均为4～6天

Bye

我们看下面的日历，日历中记录着一位月经正常女性 3 个月的月经情况，其中 7 月 10 日、8 月 7 日、9 月 2 日均是每个月月经的第一天，而 7 月 10 日到 8 月 7 日之间就是一个月经周期，她的月经周期就是 28 天，而 7 月 10 日到 7 月 14 日就是她的月经期。虽然月经周期是规律的，但并不意味着每个月都是同一天来月经，可能会提前或错后几天。很多因素都会影响月经周期的规律性，比如生活工作环境改变、精神压力增大、体重变化、服用药物等。如果出现了月经周期的明显缩短（小于 21 天）或延长（大于 35 天），应该及时到妇产科门诊咨询。

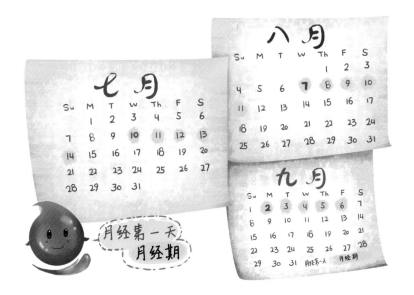

月经量到底多少才正常呢？我们通常所说的月经量是指一次月经的总出血量，正常为 20 ~ 60ml，小于 5ml 为月经量过少，超过 80ml 为月经过多。但是可能很少有人会去量一下自己的月经出血到底有多少，大多数人都是跟自己平时的月经量进行对比。我们可以看下图中的普通日用卫生巾（长 23 厘米），图一中的出血量大约为 2 ~ 3ml，图二大约为 6 ~ 8ml，图三大约为 8 ~ 10ml，图四大约为 15 ~ 20ml。大家可以通过这个算一算自己整个月经期总共的出血量大约有多少。如果月经量过多，常会伴随着乏力、面色苍白等贫血的表现；如果人工流产之后出现了月经量的明显减少，提示着有子宫腔粘连的可能，月经量突然增加或减少都要及时去找妇产科医生咨询。

（牛子儒）

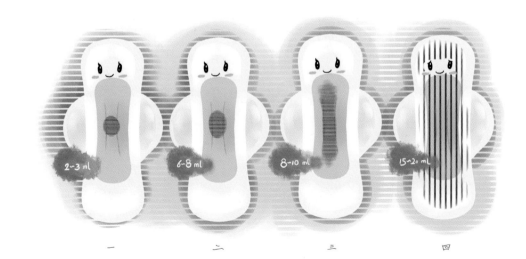

一　　　二　　　三　　　四

6

怀孕是怎么一回事儿？

十月怀胎，一朝分娩。怀孕究竟是怎么一回事呢？

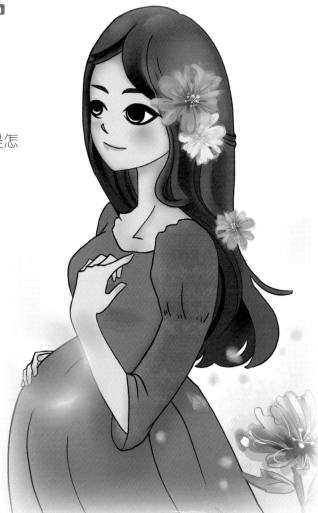

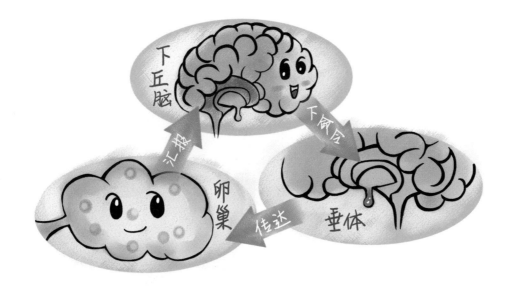

下丘脑

下丘脑

汇报

卵巢

传达

垂体

　　怀孕，专业名称是妊娠，指胚胎和胎儿在妈妈体内生长发育的过程。成熟卵细胞与精子结合形成受精卵是怀孕的开始，宝宝和胎盘娩出是怀孕的终止。所以想要成功怀孕的首要条件是要有成熟的卵细胞，卵细胞是由卵巢产生的，卵巢要想产生卵细胞需要一系列"上级部门"的指令调配才可以，医学上称为下丘脑－垂体－卵巢轴的协同作用。下丘脑相当于总司令部，发出命令到垂体，垂体进一步传达命令到卵巢，促使卵巢中未成熟的卵泡开始发育，而卵巢作为前方作战部队也会飞鸽传书，传递信息到垂体和下丘脑，随时汇报前方情况，从而使司令部做出排卵的指示，当卵巢收到排卵的命令后，将会排出一个成熟的卵细胞到腹腔。这时蓄势待发的输卵管看好时机将它"抓住"。抓拾卵的结构叫做输卵管伞，是开口的指状结构，它会捡拾卵子。这时卵母细胞这个待嫁的新娘就在输卵管里等她的如意郎君"精子"了。

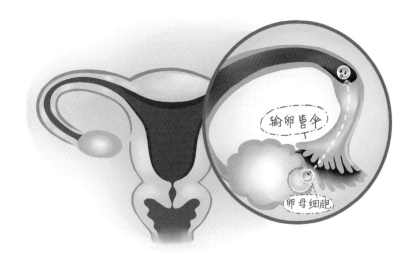

卵子自卵巢排出后12~24小时内，如果能与精子相遇，就有机会形成受精卵。精卵结合的过程，有点像"比武招亲"，待嫁的新娘（卵子）会出一些难题来选拔新郎（精子）。精液内含有数以百万计的精子，每个正常的精子都有长长的尾巴，以便游向卵细胞。精子自

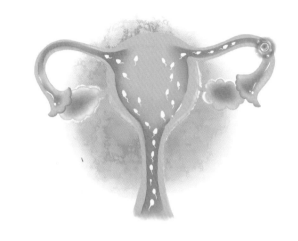

阴道游向宫颈外口，经过子宫腔游向输卵管，只有一小部分精子能够"过五关斩六将"到输卵管里与卵细胞相遇。

卵细胞外面有胶冻样的透明带，最终只有1个精子能够获得卵细胞小姐的芳心，成功进入卵细胞。之后，透明带将变成一道坚固的壁垒阻止其他精子进入。当精子进入卵细胞后，这两种生殖细胞融合成为一个受精卵，完成了受精的过程。

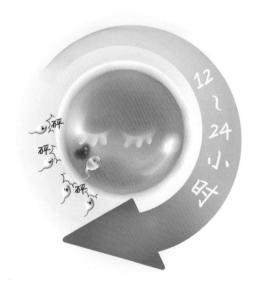

输卵管通过蠕动将受精卵缓慢地向宫腔内运送，与此同时受精卵也开始逐渐发育成胚胎，胚胎大约会在受精后的第 4 天进入宫腔，大约在受精后 5 ~ 7 天植入子宫内膜，这个植入的过程就叫做胚胎着床。胚胎着床到子宫内膜后会逐渐与母体建立连接，里面的细胞逐步发育成为胎儿，外层细胞将发育成胎盘，为胎儿的生长发育提供养分，一个生命就开始在子宫里慢慢成长了。

（牛子儒）

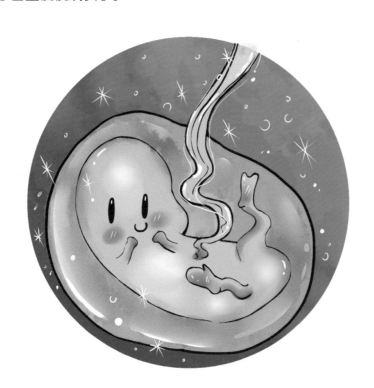

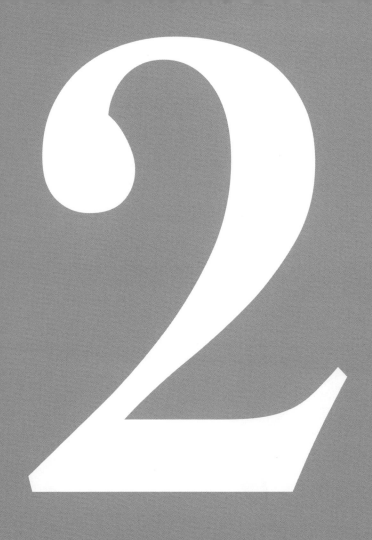

第二篇

怀孕准备

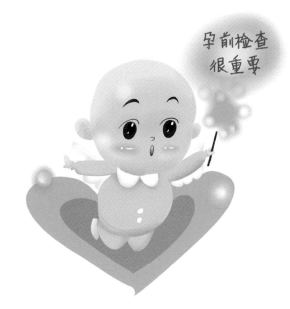

孕前检查
很重要

7

磨刀不误砍柴工

——备孕注意事项

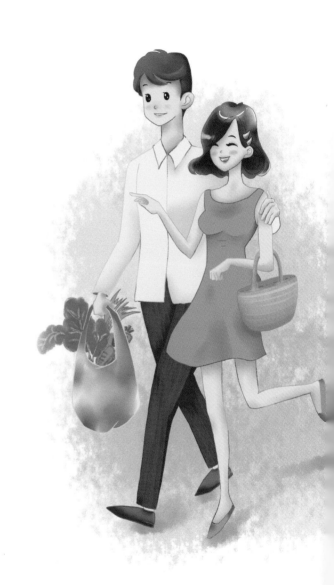

怀孕这项"事业",看似简单自然,但也是有许多"坑"需要避开的,在备孕期间尽量做好充足的准备,可以大大降低孕期各种意外发生的风险,避免怀孕生子这件美好的事被蒙上一层阴影,正所谓磨刀不误砍柴工。

一、饮食与环境

怀孕实际上就是准爸爸和准妈妈两个人齐心协力培育一枚"种子"茁壮成长的过程，这枚种子是由准爸爸的精子和准妈妈的卵细胞相遇、结合而形成的。想把一枚种子培育成参天大树，最好需要一颗"高质量"的种子，再加上适宜的环境。因此准爸爸和准妈妈都要加强营养，避免烟酒，保证充足的睡眠，早睡早起，避免熬夜和过于劳累，保持轻松愉快的心情，进行适当的体育锻炼（游泳、慢跑为主）。准爸爸不要泡温泉或蒸桑拿，过高的温度不利于精子保持活性。准爸爸和准妈妈还要注意饮食营养均衡，优质蛋白可以提高精子的质量，多吃含钙食物如牛奶、豆制品、海产品等，多食用绿色蔬菜。避免高糖、辛辣、油腻以及腌制食品。

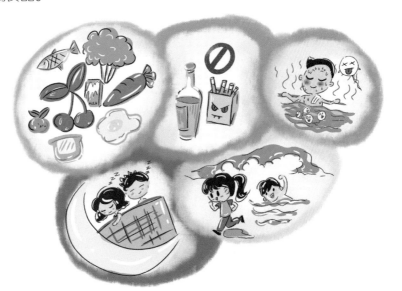

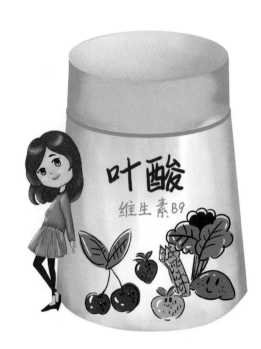

　　"种子"的生长还需要浇水和施肥，也就是需要母体供给它养分。准妈妈备孕前3个月开始口服叶酸，至少到怀孕后3个月，可以预防胎儿的神经管畸形。富含叶酸的食物有菠菜、芦笋等新鲜蔬菜，橘子、草莓、樱桃等水果，动物的肝、肾等。除此之外，准妈妈需要远离有害化学性物质，远离X线，避免与宠物过多接触。

　　当然，"种子"的生长发育不是完全由这些因素决定，但是当夫妻二人都尽力为它保驾护航的时候，成功的概率必然是大大提升的。

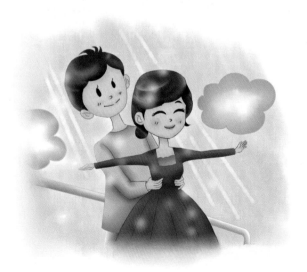

二、孕前检查

　　"种子"本身和肥料都准备好了，一片好的"土壤"也是至关重要的，狭义地讲，"种子"在子宫里着床，子宫就是它生长的土壤。但实际上准妈妈全身各个器官、系统，都会为怀孕而作出适应性的调整、向这个孕育新生命的地方输送需要的养分，而各个器官、组织的异常，都有可能城门失火殃及池鱼地影响这里，引起不孕、流产或早产等不良后果。因而在备孕时，对全身可能影响怀孕的器官组织进行一次"检阅"是必要的，以及时剔除或者改良那些"坏分子"。

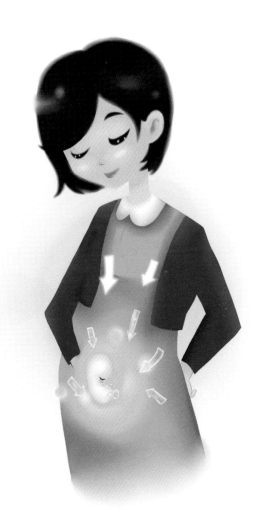

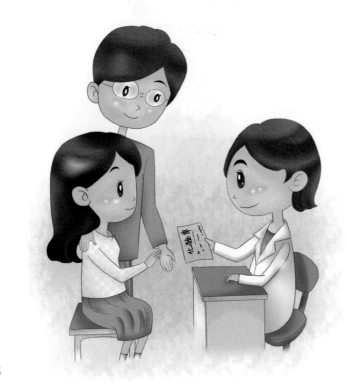

孕前检查最好在月经刚干净后3～7天内，包括妇科体检、白带常规、血尿常规、血型、甲状腺激素、乙型肝炎五项、性激素六项、妇科经阴道彩超，以及丙型肝炎、梅毒、艾滋病等检测，TORCH（风疹、弓形虫、巨细胞病毒等）检测，宫颈防癌筛查，还应检查口腔，是否患有龋齿、牙龈炎、牙结石等口腔问题。男方可做精液质量的检测，确定精子的密度、活性与畸形率是否合格，以及性激素五项、阴囊超声等。

之前有自然流产、出生缺陷史，或发现了影响怀孕的不良因素以及疾病的夫妻，更应积极治疗后再怀孕。如有一些需长期服药的慢性病如糖尿病、慢性高血压、肾病、系统性红斑狼疮、甲亢等，需在相应科室定期随诊，在病情相对平稳时怀孕。

三、同房时机

万事俱备只欠东风，"播种"时也需要注意。同房时要注意双方生殖器的卫生，比如在同房前一定要做清洗，如有包皮过长，建议将包皮翻上去把包皮污垢彻底清洗干净，这样才能降低女方阴道炎症、宫颈炎症的风险，这些炎症在怀孕期间可能会对胎儿造成不利影响，或引起感染、流产。

同房最好在排卵期内，关于排卵期的计算，后文有详述。对于月经规律的准妈妈，在排卵期的 9 天内，最少同房 2 次，可以增加怀孕的机会。同房后不要立即起床清洗外阴，可适当将臀部垫高，防止精液流出体外，最好半小时后再起床活动，给精子和卵细胞创造更多"相遇"的机会。

怀孕是件喜事，耐心在备孕期间做足准备，能大大增加"好孕"的概率。

（闫艺之）

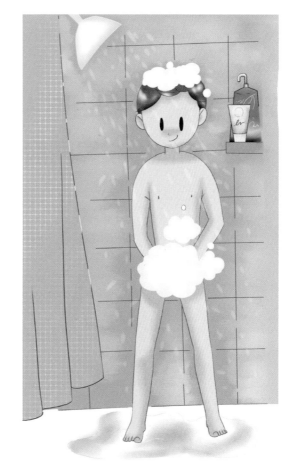

8

知者善谋，不如当时
——监测排卵规律同房

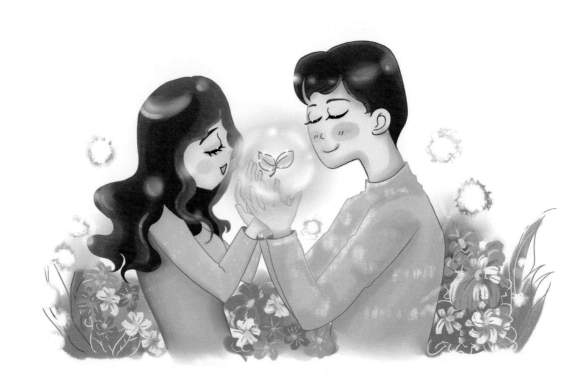

女性的卵巢就好像一个精加工工厂，在正常情况下每个月只"生产"并释放一枚成熟的卵细胞，能够在短暂的时间内和男方的"小蝌蚪"相遇并结合，也就是排卵期，一旦错过这次机会就只能再等待下一个月了。因而对于非常迫切想要宝宝的夫妻们，把握"机遇"至关重要。那么怎样能知道排卵期的时间呢？

女性的每次排卵发生在两次月经中间，每位女性的月经周期不同，但从排卵日到下次月经来潮一般均为14天，影响周期长短的主要是排卵日前卵泡生长速度的不同，受很多因素影响，如内分泌、环境、心情等。我们可以据此推算排卵期：对于月经周期规律的女性，下次月经来潮日倒推14天即为排卵日，考虑到确切时间会有一定波动，且精子进入女性生殖道后可保持2～3天的活性，实际排卵日的前5天到后4天排出的卵细胞都有机会和男方的精子见面，这一段时间就是排卵期，在此期间同房，怀孕的概率就会较高。

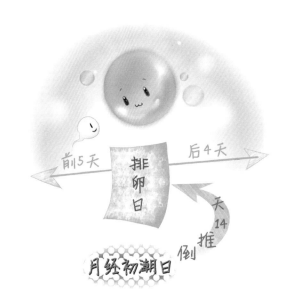

那么有没有什么检测手段可以确切地知道排卵的时间呢？答案是有。可以根据自身情况听从专科医生的建议选择合适的方式。

一、基础体温的检测

一般女性在排卵后会出现体温的升高，大约 0.3 ~ 0.5℃。因而记录自己每日的基础体温，可以得知排卵的日期。人体处在清醒而又非常安静，不受肌肉活动、精神紧张、食物及环境

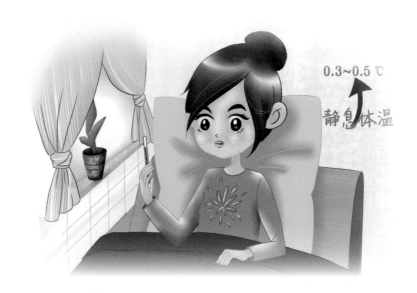

0.3~0.5 ℃

静息体温

温度等因素影响时的状态叫做"基础状态"。基础状态下的体温，就叫做"基础体温"，也叫"静息体温"，通常在早晨起床前测定。但当体温升高时一般已经排卵，是一项回顾性的检测方法，并不能提前预测排卵。

二、尿 LH 试纸检测

排卵需要 LH 的刺激，这个 LH 的高峰会出现在排卵前，可以用尿 LH 试纸监测。尿 LH 试纸出现两条明显"红线"后24 ～ 36 小时可能会排卵。

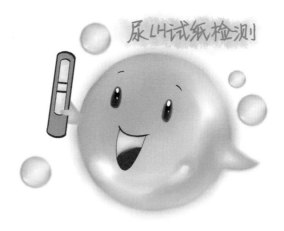

三、宫颈黏液观察

在排卵期宫颈黏液会变得稀薄、拉丝度很长，像我们见到的鸡蛋清一样。

四、B 超监测

是最直接的监测方式，一般在月经的第 10 ~ 12 天开始监测，若需要促排卵的女性一般在月经第 3 ~ 5 天开始口服促排卵药物，第 10 天复查 B 超。当卵泡生长到 18 ~ 20 毫米时卵泡成熟，即将排卵；若卵泡消失或体积明显缩小，B 超显示盆腔出现积液说明已经排卵。平时月经不太规律的女性，如患有多囊卵巢综合征的女性，往往有排卵障碍，需要监测；有一部分月经很规律的女性也要求通过监测排卵提高受孕概率。但其实如果监测过几个周期都是正常排卵，不需要总到医院监测，完全可以月经干净后每 3 天同房一次，因为精子进入女性输卵管后还可以保持活性 2 ~ 3 天，这样可以使得输卵管内始终有可以和卵子结合的精子，提高受孕概率。

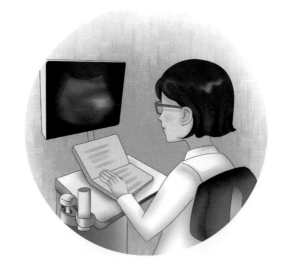

（闫艺之）

9

怀孕了 身上的脂肪说还没准备好

肥胖是由多种因素引起的，它会增加冠心病、高血压、糖尿病等的风险，但是这些慢性病在青少年时期往往还没有显现，因此许多女性是在想生宝宝时才意识到"肥胖是个病"。

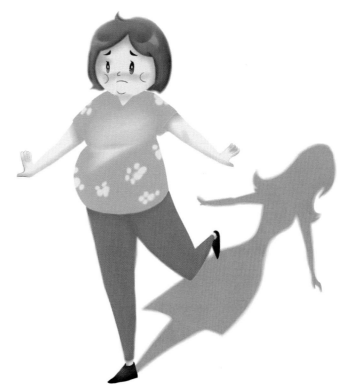

怎样算是肥胖呢？目前最常用的判断标准是体重指数（body mass index，BMI），即体重（kg）/身高的平方（m²）。肥胖患者体内过多的脂肪细胞会给怀孕设下一道道障碍：不仅影响作为"种子"的卵细胞，还会导致作为"土壤"的子宫内膜贫瘠，使备孕之路曲折困难，增加了妊娠期高血压和妊娠期糖尿病等的风险，让孕期惊险连连，生产时剖宫产率也大幅增加，产后还有伤口愈合不良和新生儿发生病理性黄疸等问题。肥胖患者的怀孕生产之路可谓是风险重重。

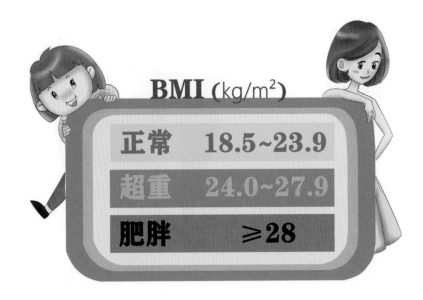

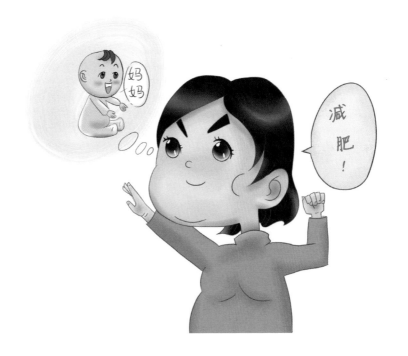

　　所以有怀孕计划的女性朋友，最好在备孕前把体重控制在正常范围内，争取平顺地度过孕期，获得一个可爱宝宝。肥胖患者也不要过于担心，在备孕期间适当减重，可以提高生育能力。具体的目标包括：在 6 个月内达到 5%~15% 的体重下降，严重肥胖的准妈妈（BMI > 35kg/m^2），需要付出更多的努力才行（减少 20% 或以上的体重）。

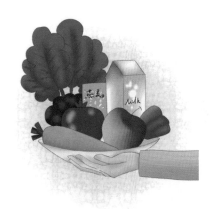

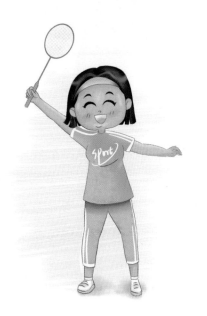

减肥最安全且可持续的方法就是调整生活方式：

① 饮食方面：首先要优化饮食结构，可以采用饮食日记对每日饮食进行定量估计，每日摄入碳水化合物、脂肪、蛋白质应分别占总能量的 60%~65%，25% 和 15%~20%，少食高糖高脂食物，增加谷物、富含纤维素食物及蔬菜水果的摄入；其次还要限制摄入热量，以每日摄入 1200 ~ 1500 千卡为佳；

② 运动方面：建议每周 150 分钟以上的锻炼，其中至少应当有 90 分钟以上的中、高强度（心率 ≥ 120 次／分）的锻炼，如快走、跑步、球类等有氧运动。

对一些通过饮食和运动减重效果欠佳的患者来说，还可考虑用药物辅助减重，比如能够减少胃肠道脂肪吸收的奥利司他、增加饱腹感的盐酸芬特明和盐酸安非拉酮等，但需要强调一下，这些药物都是处方药，需要咨询专业的营养科医生后，由医生开具处方才能服用，千万不能盲目服用。另外，许多肥胖症患者同时存在胰岛素抵抗，可以使用二甲双胍治疗，既降糖又减重。减重困难的重度肥胖症患者（BMI ≥ 35.0 kg/m²），可以就诊于普外科，评估是否具备减重手术指征，除外手术禁

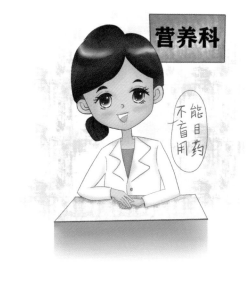

忌证后可以行腹腔镜下胃袖状切除术，通过减少胃容量使得食量减少，从而达到减重效果。总的来说，大多数体重超标的准妈妈们能够通过调整生活方式减重成功，其关键在于坚持自我管理，只要有信心、持之以恒，就可以帮助身体为怀孕做好准备！

（樊梓怡）

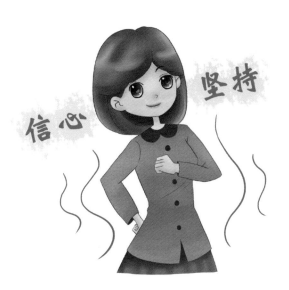

10

孕前如何科学补充叶酸?

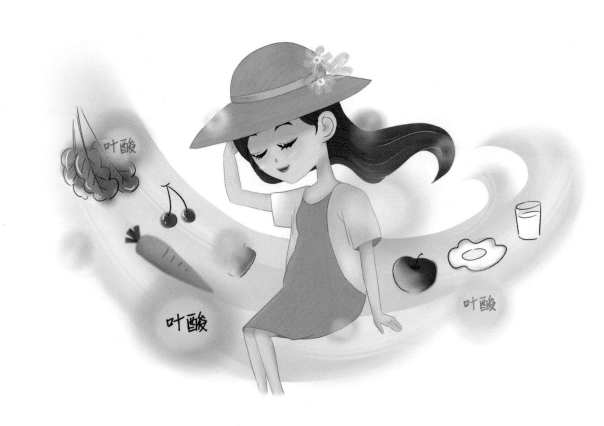

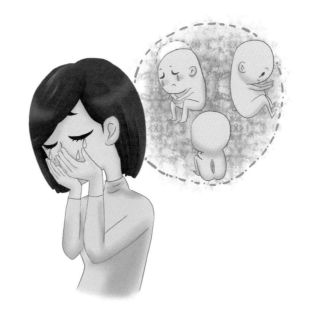

　　叶酸也叫维生素 B9，其于 1941 年从菠菜叶子中分离提取而来，故得名"叶酸"。成人一旦缺乏叶酸，会发生严重贫血，因此叶酸又被称为"造血维生素"。叶酸也是胎儿发育不可缺少的营养物质，很多妈妈在怀孕前后需要补充叶酸，有什么作用呢？主要可概括为以下几点：

　　1. 预防宝宝神经管缺陷，即减少发生无脑、脊柱裂和脑膨出的风险。无脑和严重脑膨出常引起死胎、死产，少数虽可活产，但存活时间很短；脊柱裂和轻度脑膨出患儿虽可存活，但无法治愈，常导致终身残疾，表现为下肢瘫痪、大小便失禁、智力低下等。脊柱裂患儿还易并发脑积水，患儿多过早夭折。

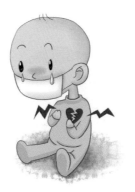

2. 降低宝宝其他类型出生缺陷风险，如唇腭裂和先天性心脏病。

3. 预防孕妇贫血，孕妇的身体需要叶酸来制造正常的红细胞。

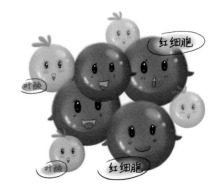

红细胞

叶酸

红细胞

叶酸

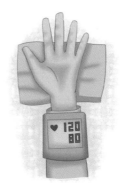

4. 预防孕妇高血压，减少子痫前期和流产风险。

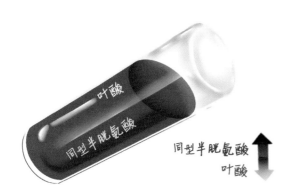

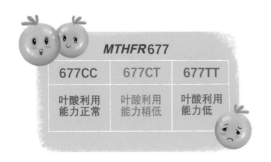

MTHFR677		
677CC	677CT	677TT
叶酸利用能力正常	叶酸利用能力稍低	叶酸利用能力低

由于中国人喜欢用高温烹饪食物，破坏了叶酸，导致我们通过饮食摄入的叶酸减少，因此，中国人身体里容易缺乏叶酸。那么怎样判断叶酸是否缺乏呢？有以下两种方法：

1. 生化检测

通过检测血液中叶酸含量和同型半胱氨酸含量，判断叶酸是否缺乏，同型半胱氨酸含量升高提示叶酸缺乏。

2. 基因检测

MTHFR 是叶酸代谢过程中关键性的酶，故检测 *MTHFR* 基因 677 位点，可判断机体的叶酸利用能力。*MTHFR* 基因 677 位点如为 CC，则叶酸利用能力正常，而 CT 的叶酸利用能力比其稍低，TT 则更低。

叶酸应该怎么补?

　　1. 叶酸缺乏对胎儿的影响常发生在胎儿发育的初期，为避免神经管缺陷等疾病发生，建议从可能怀孕或怀孕前3个月开始补充叶酸。

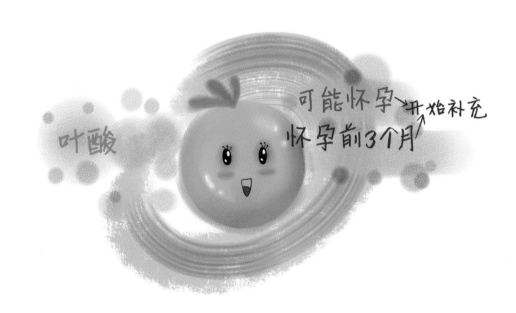

2. 补充叶酸之前，需要在临床医师指导下，根据孕妇的情况，包括既往的生育史和叶酸相关检测，合理补充叶酸，比如，血液叶酸水平低或基因检测报告 *MTHFR* 677 位点是 TT 的，或者有其他相关高危因素的妇女，需要在产科医师指导下，增加叶酸补充的剂量和时间。另外，超量补充叶酸也不行，可能会增加后代发生过敏性疾病、新生儿体重低等的风险。

3. 在增补叶酸的同时，多食用富含叶酸的食物，如绿叶蔬菜和新鲜水果。同时，养成健康的生活方式，保持合理体重，采取综合措施，降低胎儿神经管缺陷的发生风险。

（常亮　杨俊　田婵）

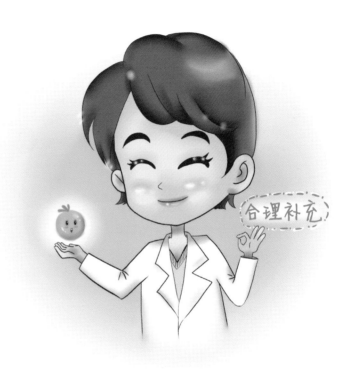

11

孕前检查知多少?

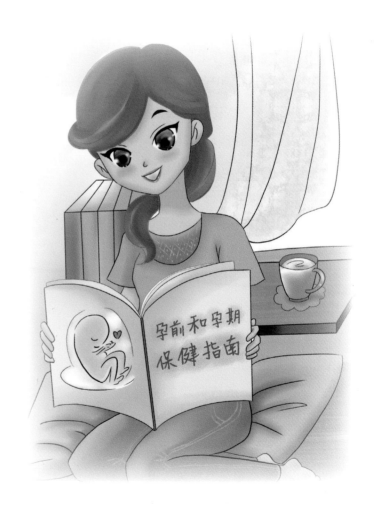

　　怀孕是很重要的一件事，充分的孕前准备能给孕期开一个好头。孕前检查可以明显降低孕产妇和围产儿并发症的发生率及死亡率，减少出生缺陷的发生。2018年，中华医学会妇产科学会产科学组制定了《孕前和孕期保健指南》，下面就和各位准妈妈们来一起分享一下孕前检查的必查项目和备查项目。

必查项目

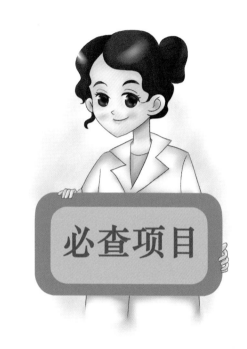

1. 血常规；

2. 尿常规；

3. 血型（ABO 和 Rh 血型）；

4. 肝功能；

5. 肾功能；

6. 空腹血糖；

7. 乙肝表面抗原（HBsAg）筛查；

8. 梅毒血清抗体筛查；

9. 人类免疫缺陷病毒（HIV）筛查；

10. 地中海贫血筛查（广东、广西、海南、湖南、湖北、四川、重庆等地区）。

备查项目

1. 子宫颈细胞学检查（1 年内未查者需要检查）；

2. TORCH［弓形虫（toxoplasma）、风疹病毒（rubella virus）、巨细胞病毒（cytomegalovirus）、单纯疱疹病毒（herpes simplex virus）］筛查；

3. 阴道分泌物检查（常规检查及淋球菌和沙眼衣原体）；

4. 甲状腺功能；

5. 75g 口服葡萄糖耐量试验（OGTT）（针对有糖尿病高危的准妈妈）

6. 血脂；

7. 妇科超声检查；

8. 心电图；

9. 胸部 X 线检查。

备查项目

必查项目适用于所有准妈妈，主要是为了解身体状态，排查是否有不能怀孕的疾病。而备查项目则并不是必需的，经济条件允许的准妈妈们也可以考虑把备查项目的检查也做一下，对自己的身体能有一个更全面的评估，还能帮助医生在孕期为准妈妈们提供更个体化的建议。孕前检查，不管是对自己还是对宝宝都是非常明智的投资。

（樊梓怡）

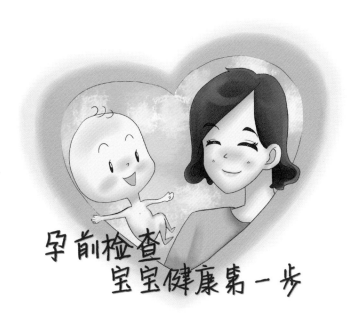

孕前检查
宝宝健康第一步

12

为了宝宝的健康，
请斩断TORCH的魔爪！

　　每个人的儿时记忆中总有一段因为害怕妖魔鬼怪而躲在被窝里瑟瑟发抖的经历，殊不知在降生之前，就真有一些魑魅魍魉对我们虎视眈眈，TORCH 就是其中之一。

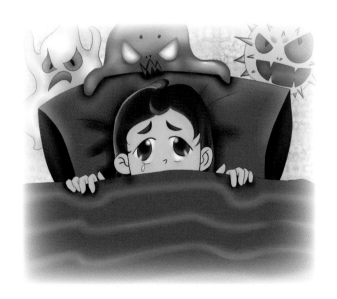

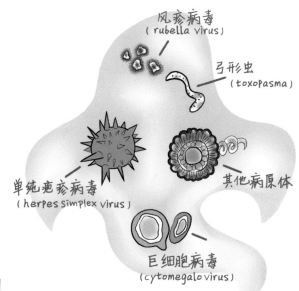

风疹病毒
(rubella virus)

弓形虫
(toxopasma)

单纯疱疹病毒
(herpes simplex virus)

其他病原体

巨细胞病毒
(cytomegalo virus)

TORCH

魔鬼的名字叫 TORCH！

TORCH 不是一个妖怪，而是一群小鬼！TORCH 包括弓形虫（toxopasma）、风疹病毒（rubella virus）、巨细胞病毒（cytomegalovirus）、单纯疱疹病毒（herpes simplex virus）以及其他病原体。它们会影响宝宝的发育，甚至导致流产、早产和胎儿畸形、器官损害，真可谓是宝宝们的敌人，妈妈们的梦魇。

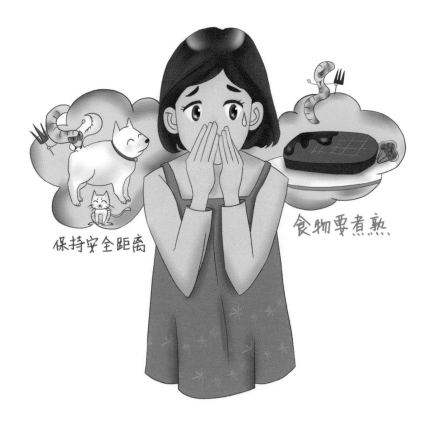

保持安全距离

食物要煮熟

魔鬼总爱扮成天使的样子！

TORCH 的传播途径很广，稍不留神就可能中招！人们通过呼吸道、消化道和接触都有可能感染 TORCH。以弓形虫为例，它是一种寄生在细胞里的虫子，如果食用了未煮熟的食物，或者密切接触了猫、狗等小动物，都有可能被感染。怀孕中的妈妈们看见可爱的小猫小狗经常会有一种难以抑制的撸猫冲动，但真需要三思而后行，殊不知小动物们憨态可掬的背后潜藏着巨大的风险！一旦妈妈们不小心感染了 TORCH，不仅会影响自己，还可能经过血液或者胎盘引起宫内感染，从而让 TORCH 轻而易举地将魔爪伸向我们的宝宝。

救救孩子！
请斩断 TORCH 的魔爪！

如何能有效避免 TORCH 感染呢？在准备怀孕之前，我们建议准妈妈们最好能到正规医院进行孕前检查，因为这其中就包括了 TORCH 的 IgM 和 IgG 抗体检查。当感染病毒后，我们的身体会产生病毒抗体，首先出现的是 IgM，然后出现的是 IgG，

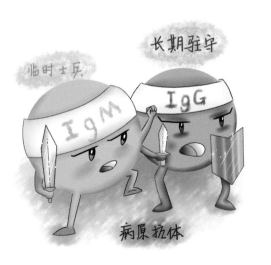

临时士兵

长期驻守

IgM

IgG

病原抗体

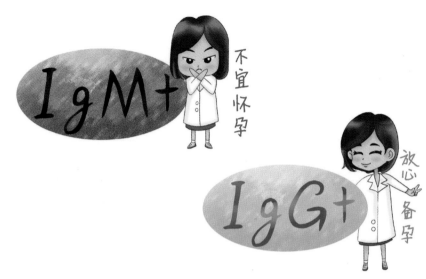

IgM 持续时间短，IgG 持续时间长，可能维持终身。IgM 抗体是临阵战斗的士兵，当体内感染病毒的时候就会出现，如果 TORCH IgM 阳性，说明正在感染病毒中，不适合怀孕，需要接受治疗或者等待病毒的自然清除，也就是等 IgM 转阴后再怀孕。而 IgG 抗体是守卫领土的驻兵，只要曾经感染过，就会持续存在，所以 IgG 阳性的准妈妈们不用担心，可放心备孕。早预防、早发现、早治疗，只要我们采用科学的办法，就可以轻松斩断 TORCH 伸向宝宝们的魔爪！

（徐嘉雨）

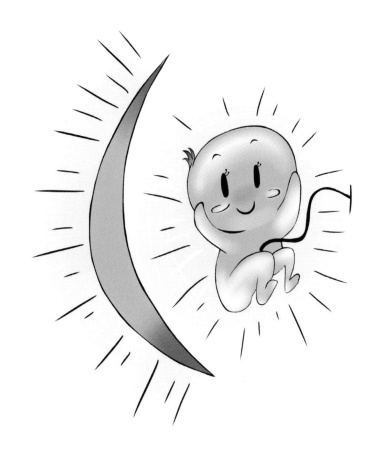

3

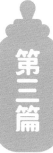

第三篇

这些病影响

怀孕吗？

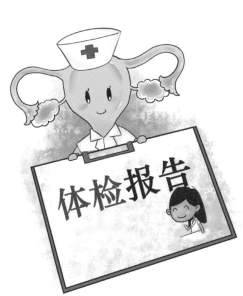

体检报告

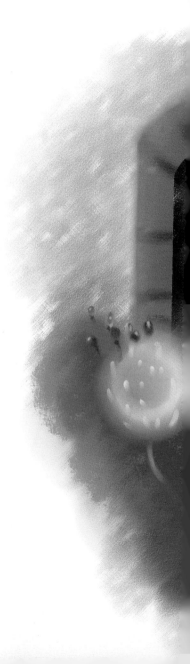

13

别让池塘春草变成断井颓垣
——警惕阴道炎!

　　女性的阴道就像一个小花园,花园里亭台水榭、鸟语花香,所有的成员都在这个小生态系统中维持着平衡,它们互相制约,不仅不致病,有时还相得益彰。但在一些情况下,花园里的生态平衡会被打破,使阴道感染变得极易发生,此时小花园就失去了往昔的井然有序,原本的池塘春草也就有了变成断井颓垣的危险。

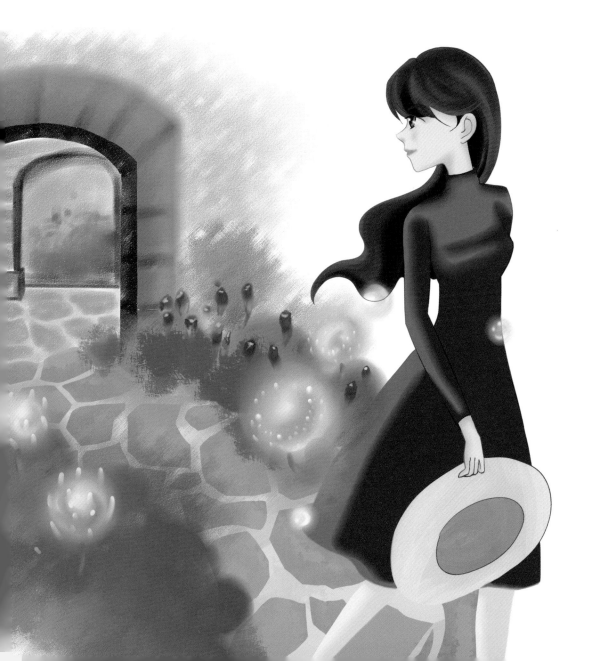

一、阴道炎发生的原因

　　环境污染的问题同样存在于女性阴道里的"世外桃源"，我们知道，阴道口与尿道口和肛门很近，这使得阴道很容易受到尿液、粪便的污染；此外，卫生巾、内裤的透气性差或是长时间不更换会导致阴道长期处于闷热潮湿的环境，就像清澈的小溪里流入了污水，闷热的梅雨季见不到太阳，原本令人心旷神怡的环境也将变得难以忍受，疾病也就由此产生了。

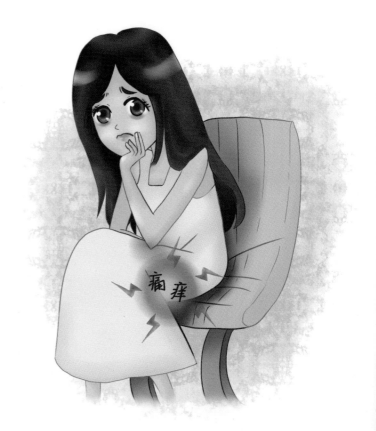

二、阴道炎的危害

如果环境遭受了严重污染，就将威胁人类的生存，同样的道理，女性的阴道如果遭到了病原体的侵入，也会对我们的身体造成损害。当出现外阴阴道瘙痒、白带异常、性交灼痛等症状时，就可能是感染了阴道炎,进而对正常生活产生较大影响。

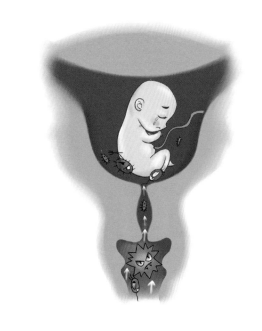

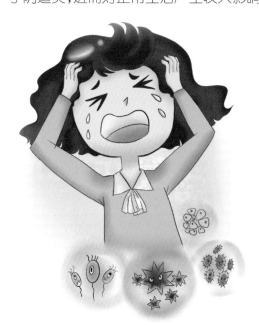

更为严重的是，当细菌、真菌、滴虫、衣原体等微生物上行感染时，就可能会导致盆腔炎症，包括子宫和输卵管、卵巢炎症，可能引发输卵管堵塞，甚至导致不孕。当女性处于孕期时，阴道炎的上行感染甚至可能会引发流产、早产、胎儿宫内感染等严重的后果。

三、预防阴道炎的方法

既然我们已经知道了阴道炎的危害，就应该在它尚未发生前早早地做好预防措施，以防为主，防治结合。具体可以采用的办法有：尽量选用纯棉透气内裤，勤换内裤及卫生巾，衣物在上身前应当以阳光暴晒晾干，这些措施有助于保持外阴清洁干燥。如果男方有包皮过长的情况，容易滋生细菌，可能

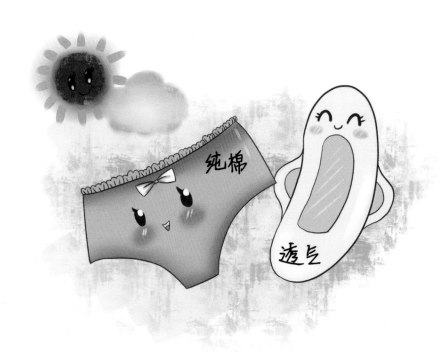

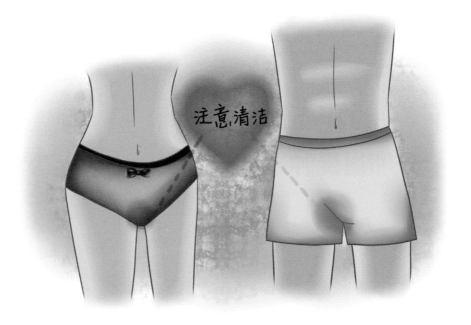

注意清洁

需要及时到医院就诊、手术处理，并且性生活前注意清洁干净。同时我们也应提高自身免疫力，避免过度清洁造成局部微生态被破坏等。更为重要的一点在于，当我们发现自己已经得了阴道炎之后，应该及时前往医院诊治，早发现、早治疗、早康复，切莫等到池塘春草已经变成了断井颓垣才追悔莫及。

（徐嘉雨）

14

卵巢上的"不速之客"
——卵巢囊肿

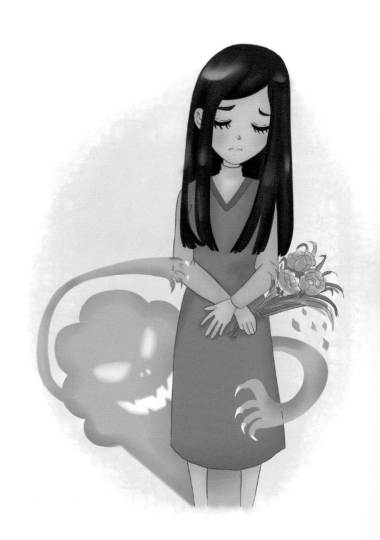

卵巢是卵细胞发育、成熟、排出的场所，也是分泌性激素的重要器官。一旦卵巢遭受破坏，就会造成排卵障碍或者内分泌紊乱，继而有可能导致不孕。卵巢囊肿是女性生殖系统常见病变，通常在做妇科查体或者妇科 B 超的时候被发现。不同类型的囊肿对怀孕的影响也是各不相同。

一、卵巢生理性囊肿

主要包括卵泡囊肿、黄体囊肿、黄体血肿、黄素囊肿、卵巢多囊样改变等。生理性囊肿一般体积不大，多数可以自行消退，"来无影，去无踪"。生理性囊肿通常对妊娠没有明确影响，无须手术治疗。但也有特殊类型：

1. 黄体囊肿可能在受外力作用（如撞击、运动、同房等）后发生破裂，较大的黄体囊肿亦可能自发破裂，造成腹痛、腹腔内出血等妇科急症，这种情况下可能需要药物保守治疗或手术治疗。

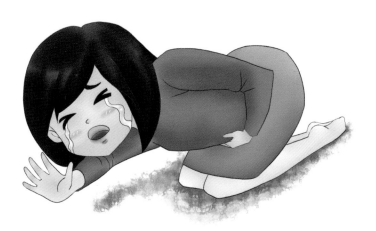

2. 卵巢多囊样改变可以是生理性变化，但如果合并月经稀发、雄激素升高等表现的话，要考虑可能存在多囊卵巢综合征的问题，对于计划妊娠会有一定程度的影响，这在我们后面的章节中有详细的讲解。

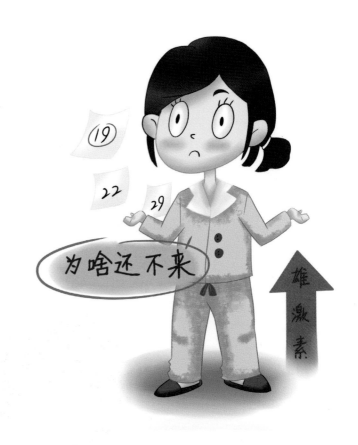

二、卵巢病理性囊肿

主要包括卵巢囊腺瘤、子宫内膜异位囊肿（俗称"巧克力囊肿"，简称"巧囊"）、卵巢畸胎瘤等。卵巢的病理性囊肿，理论上都有指征通过手术拿掉，而后送去做病理检查，通过这个"金标准"来明确囊肿的"好坏"性质。但在临床实践中，还需要结合囊肿的大小和性质、生育需求等因素来综合决定治疗方式。其中，卵巢子宫内膜异位囊肿和卵巢畸胎瘤是相对比较特殊的类型，下面详述。

1. 卵巢子宫内膜异位囊肿是子宫内膜异位症（简称"内异症"）的一种表现，有时会同时合并腹膜内异症、深部浸润型内异症等。内异症就好比盆腔里扬起了一场沙尘暴，所及之处会引起盆腔结构和微环境发生改变，严重时可能会满目疮痍，对怀孕造成种种不利影响。

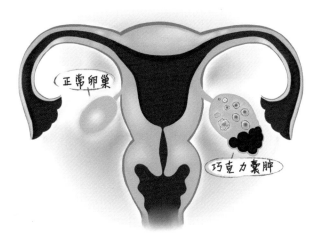

医生会根据患者的年龄、不孕年限、生育需求、症状的严重性、既往治疗经过、病变范围以及病人的自主意愿进行个体化治疗。虽然手术治疗能够去除部分病灶、改善盆腔结构，但也可能继发更严重的盆腔粘连，甚至对卵巢功能造成一定影响。因此，对于部分年龄偏大、不孕时间长、生育力减退的患者，医生可能会建议先不做手术、直接行促排卵、人工授精或做试管婴儿；抑或在做试管婴儿的过程中、通过促排卵取到一定数量的卵子之后再做手术，在盆腔环境改善后再把体外配好的胚胎种回子宫里。

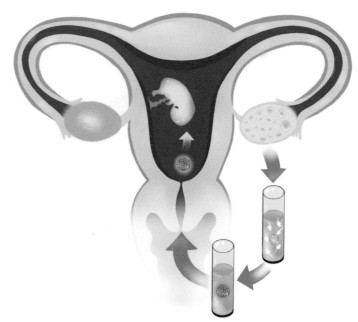

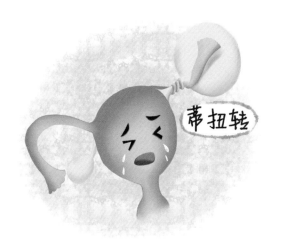

2. 卵巢畸胎瘤多数呈良性表现，其特点之一是"重心不稳"，当在运动、妊娠、分娩、产后等子宫位置和大小发生改变时，卵巢畸胎瘤会随之摇摆，相对更容易发生蒂扭转等妇科急症，而且少数畸胎瘤也可能夹杂或完全被"恶性成分"侵占，因此建议积极手术治疗。但特别小的畸胎瘤可能会深深埋藏在

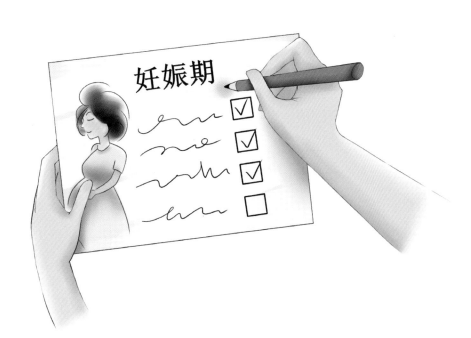

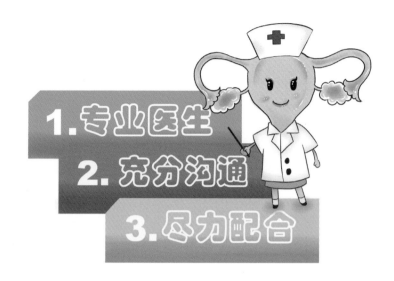

卵巢内部，手术中不容易直接"捕获"到，在剖视探查卵巢的时候，有可能影响卵巢功能，这时，冒着卵巢功能损伤等一系列手术风险，只为验证卵巢里的小囊肿是不是恶性畸胎瘤这个小概率事件，其实并不划算。因此也可以先怀孕，妊娠期严密监督，必要时再决定要不要手术。

总而言之，卵巢囊肿与怀孕的关系特别复杂，建议做好三件事：第一，选择专业的医生；第二，充分沟通，理解医生对病情的评估和建议；第三，尽力配合医生的治疗计划。

（王超）

专家讲述生殖的秘密——孕律在线

15

子宫上多了个小肉球
——子宫肌瘤

子宫肌瘤是育龄期女性非常常见的良性疾病，曾有学者报道说，一半以上的女性都患有子宫肌瘤，或大或小，或多或少，不尽相同。

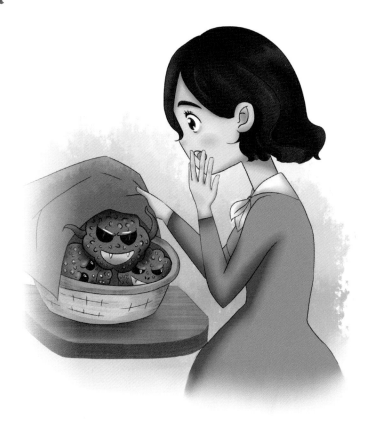

一、怎样才能知道自己有没有子宫肌瘤?

小的子宫肌瘤通常没有任何症状，仅在常规体检的时候通过 B 超发现。如果子宫肌瘤长得比较大，或者位置比较特殊，患者可能会出现月经量增多、月经出血时间延长、尿频、尿不尽、便秘等，有的人甚至能自己在下腹摸到肚皮下有小硬球。

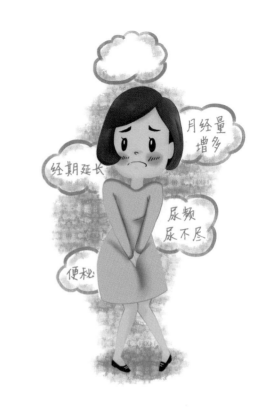

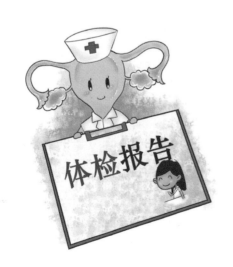

当然了，这些都是子宫肌瘤可能会有的表现，但有这些表现的时候不一定是子宫肌瘤。如果想要明确诊断，还是要到正规医院就诊。现在很多患者每年会做一次体检，或者有意识地在怀孕之前到医院做一次孕前检查，这些情况下，如果有子宫肌瘤，通常都能够发现。

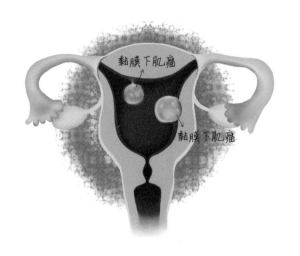

黏膜下肌瘤
黏膜下肌瘤

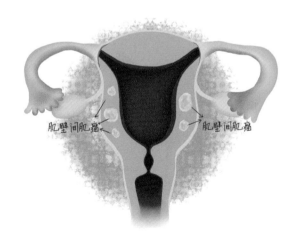

肌壁间肌瘤
肌壁间肌瘤

二、子宫肌瘤会影响怀孕吗？

子宫肌瘤对怀孕的影响，跟它生长的位置有很大的关系。如果把子宫比作一间房子，子宫腔相当于房间里，而子宫壁相当于房间的墙，

1. 如果肌瘤从墙上直接凸向了房间里，称之为"黏膜下肌瘤"，它有可能影响胚胎"落脚"，也会侵占胎儿生长的空间，导致部分患者怀孕困难，或者发生流产。

2. 如果肌瘤端端正正地待在墙里，称之为"肌壁间肌瘤"，虽然不太影响怀孕，但有可能会在怀孕以后影响胎儿的正常生长，或者导致胎位不正、难产、早产等一系列问题。

3. 如果肌瘤从墙上凸向了房间外面，称之为"浆膜下肌瘤"，这种对怀孕的影响就更小了，但是，有的肌瘤绝大部分都挂在墙外面，仅通过一条"瓜蒂"连在墙上，如果怀孕期间肌瘤旋转了、"瓜蒂""拧巴"了，那就有可能造成急性腹痛，刺激子宫收缩，导致早产或者流产，有可能需要手术治疗，而手术同样有早产、流产的风险。

4. 如果肌瘤恰好长在了房间的门口，这种叫"宫颈肌瘤"，有可能会挡着胎儿从阴道娩出，导致难产、或者需要剖宫产。

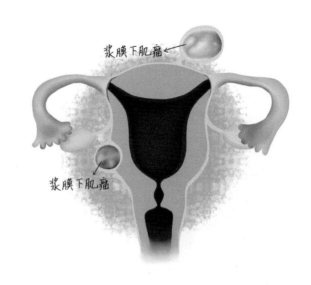

浆膜下肌瘤

浆膜下肌瘤

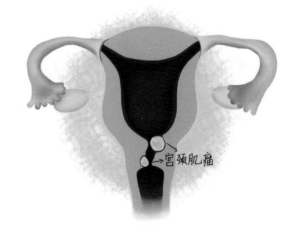

宫颈肌瘤

三、有子宫肌瘤、又打算怀孕，要不要先通过手术把肌瘤做掉？

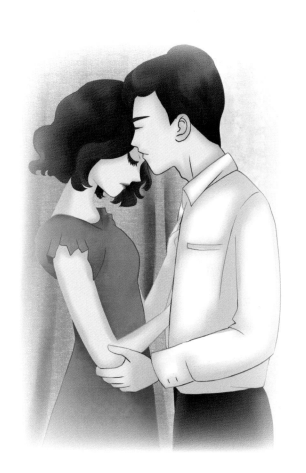

如果有不孕或者反复流产、经过评估后没有别的原因、考虑是由子宫肌瘤引起的话，建议做手术。如果复查了几次超声发现肌瘤长得特别快，也建议做手术。如果肌瘤特别大，或者位置不佳引起尿频、便秘等一些症状，医生也可能会建议手术。

但是做完手术后子宫上就有了一道疤，可能不会像"原装"的一样结实了，有的孕期会发生子宫破裂，或者胎盘深深扎根到子宫的墙里等一些很棘手的产科问题，所以一定要听专业医生的意见，根据症状和生育需求，同时结合肌瘤的位置和大小，有时候也得考虑女性本身的卵巢功能等多方因素，权衡手术做与不做两方面的风险。这时候，患者要做的就是给自己和家人做好心理建设：鱼和熊掌不可兼得。

（王超）

16

女性的烦心事儿
——月经不调

月经不调是长期困扰女性的问题，其病因繁多，某些病因引起的月经不调可影响女性怀孕。下面我们就来认识一下影响怀孕的月经不调。

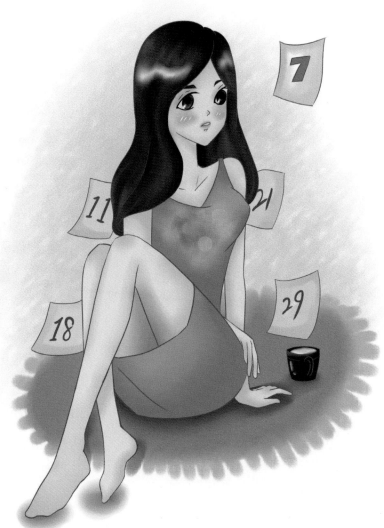

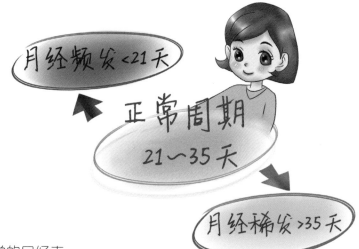

一、什么是月经不调

所谓月经不调，是指异于正常的月经表现。首先我们需要知道正常的月经是什么样子。正常月经周期频率为 21 ～ 35 天，月经间隔超出 35 天我们称之为月经稀发，而小于 21 天则为月经频发。 正常经期为 3 ～ 7 天，少于 3 天被称为经期过短，而超过 7 天月经仍然不止则称为经期延长。经期的总出血量大致在 5 ～ 80ml，超过 80ml 我们称为月经过多，而少于 5ml 则称为月经过少。凡上述某一点与正常月经不符，则可考虑月经不调。

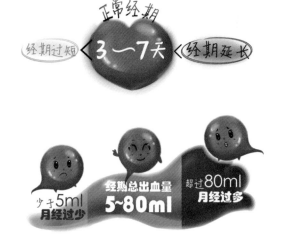

二、月经不调的常见原因与不孕

临床中，导致月经不调的原因很多，其中一些疾病对于怀孕有影响，而不同的情况处理原则有很大差异，因此需要一一甄别。

1. 子宫的疾病

子宫是孕育胚胎的温床，各种疾病导致的宫腔环境遭到破坏，势必会对胚胎的种植与发育产生不利影响，比如子宫内膜息肉、子宫肌瘤、子宫内膜病变等。医生可以通过超声、核磁、诊刮病理等对疾病进行诊断，如果发现子宫出了问题，但是还想要生宝宝，通常需要通过手术治疗，将供胚胎生长发育的新房修葺一番，令胚胎健康的着床、生长、发育。

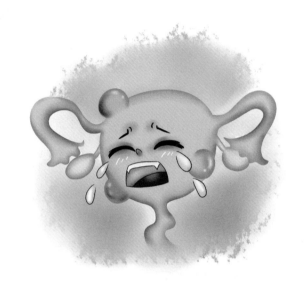

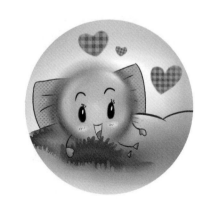

2. 排卵障碍

生育期妇女每月定时排出成熟的卵细胞为成功受孕的必要条件。因每月成熟卵细胞的排出，使得卵巢合成性激素呈周期性变化，才得以有规律月经周期的建立。因此，以月经稀发、周期不规律为主要表现的月经不调常提示卵巢稀发排卵甚至不排卵的可能，而这些显著影响女性的生育力。生育期女性排

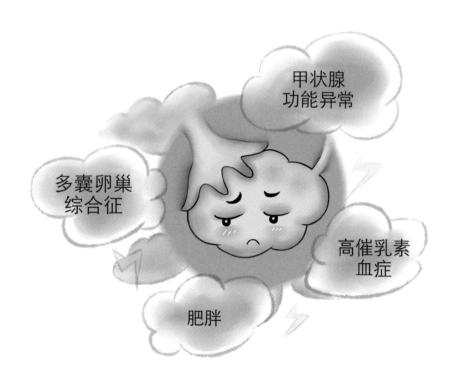

卵功能障碍常见于多囊卵巢综合征、肥胖、高催乳素血症、甲状腺功能异常等疾病，一些女性亦可因情绪等因素，导致下丘脑－垂体－卵巢轴系统紊乱，排卵不规律、稀发排卵甚至无排卵，临床上表现为月经周期不规律。若存在排卵功能障碍，治疗原发病可能对改善排卵功能有帮助，而肥胖者通过运动、减脂亦可改善排卵功能，有生育要求者可监测排卵，若稀发排卵或无排卵可行促排卵治疗或应用体外受精－胚胎移植技术助孕。

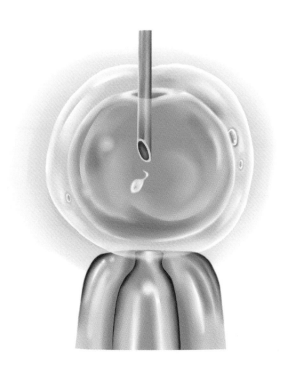

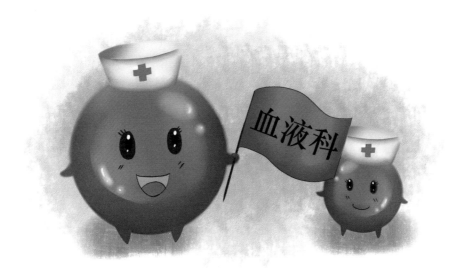

3. 凝血功能异常

月经期，出血的子宫需通过凝血系统自行止血，而一些血液系统疾病可造成凝血功能异常，月经量增加，经期延长。这些情况与不孕不直接相关，以血液科就诊为主，如果想要宝宝，需要找专家评估妊娠风险再行考虑怀孕。

月经不调是常见的妇科疾病，经常困扰着女性，其病因繁多，一些疾病对于生育力存在影响，需要——甄别，对症治疗。

（张新宇）

17

难以成熟的果实
——多囊卵巢综合征

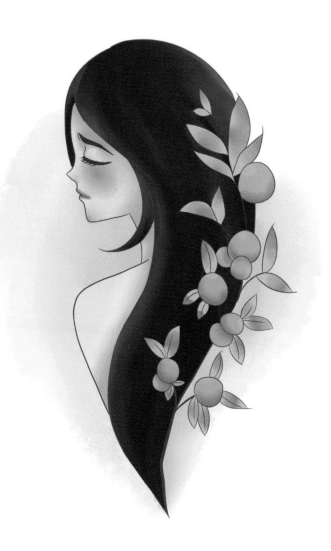

多囊卵巢综合征 (polycystic ovary syndrome，PCOS) 是妇科内分泌临床常见的疾病，主要表现为雄激素过高、持续无排卵、卵巢多囊样改变，有些人还可能伴有肥胖、高脂血症、糖尿病等。对于有怀孕需求的多囊卵巢综合征女性，最大的挑战莫过于卵巢难以正常定时排出成熟的卵细胞，因此无法与精子结合形成受精卵。多囊的卵巢如同结满青涩果实的果树，需要促进成熟的催化剂和时机的把握，方能瓜熟蒂落。下面我们就来认识一下这个能导致不容易怀孕的疾病。

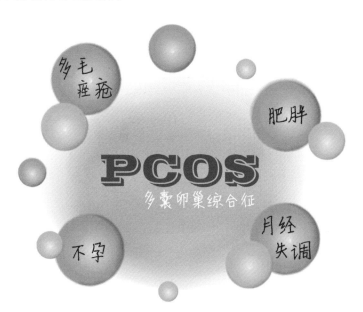

一、PCOS 与不孕

PCOS 造成不孕的主要原因在于患者排卵少甚至不排卵。很多人知道，促成怀孕的过程中一定需要成熟的卵子。正常情况下，女性每一月经周期会有一枚卵子发育成熟并排出，成熟的卵子与精子结合以后形成受精卵，进一步发育成胎儿。但 PCOS 患者因其自身疾病特点，尚不成熟的卵子们"排排并坐"在卵巢内，如同羞涩的少女们待字闺中，谁也不争先成熟，因此难以怀孕。在超声下表现为卵巢多囊样改变，而不排卵也造成了体内无黄体，从而形成高雌激素状态，子宫内膜持续增殖而不剥脱，因此多囊卵巢综合征患者常有月经周期不规律、月经稀发。

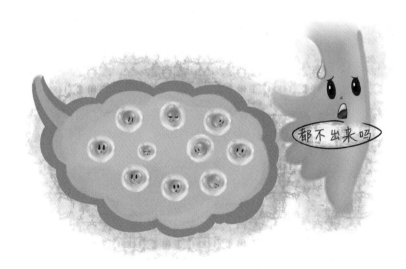

二、PCOS 的治疗

PCOS 患者的治疗主要围绕调节月经周期、治疗不孕症两大主题进行，对有不同需求的女性，其治疗侧重点略有不同。而 PCOS 患者无论是否有生育要求，首先均应进行生活方式的调整，肥胖患者通过低热量饮食和耗能锻炼，一定程度上可改变或减轻月经紊乱、多毛、痤疮等症状并有利于不孕的治疗。

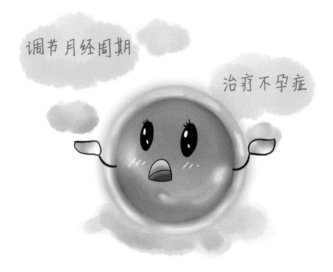

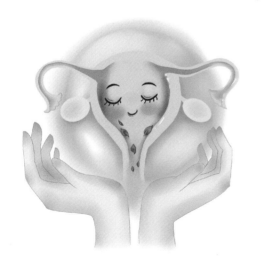

（一）调节月经周期

PCOS 患者长期无排卵导致无月经来潮，子宫内膜处于持续性增生阶段，无法萎缩更替，导致子宫内膜增生病变甚至癌变风险增加。因此，对于月经周期过长的 PCOS 患者，需注意至少确保 2 ～ 3 个月来一次月经以保护子宫内膜。可选择各种短效口服避孕药，或月经后半周期加用孕激素制剂，通过药物作用来促进月经，以保护子宫内膜。

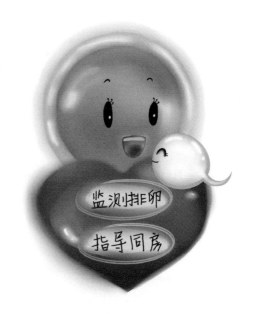

（二）治疗 PCOS 导致的不孕

多囊的卵巢如同结满青涩果实而难以成熟的果树，所以要治疗 PCOS 造成的不孕，其核心在于催化果实成熟及掌握其蒂落的时机。

1. 等待果实成熟：监测排卵，指导同房

对于一些 PCOS 患者，虽然排卵少，但一段时间内仍有排卵，可通过基础体温监测或使用排卵试纸自己判断，或到生殖医学中心门诊超声监测排卵，排卵后指导同房试孕，但若持续 3 ~ 6 个周期未成功，或长时间无排卵，建议进一步就诊咨询。

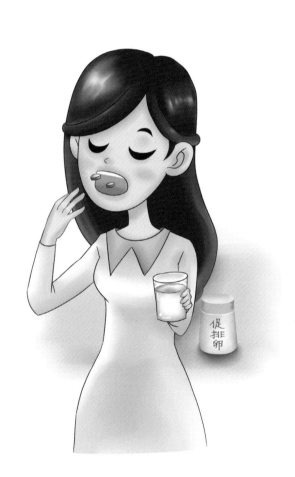

2. 催化果实成熟：促排卵治疗

　　为促使无排卵的患者达到排卵及获得正常妊娠，可进行促排卵治疗。临床常通过口服或注射促排卵药物促卵成熟，同时监测排卵，于排卵日指导同房试孕。对于药物促排卵反应不良的患者，亦可选用腹腔镜下卵巢打孔术治疗帮助排卵，但是可能出现治疗无效、盆腔粘连、卵巢功能低下等问题，需慎重考虑。

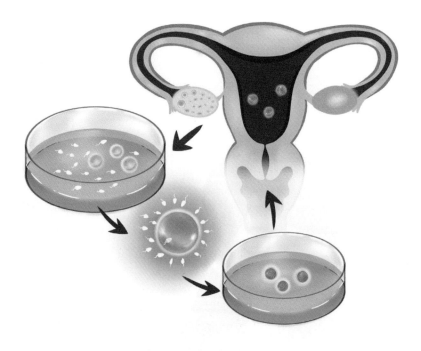

3. 批量催化成熟采摘：体外受精—胚胎移植（IVF-ET）

体外受精—胚胎移植技术即"试管婴儿"技术，适用于促排卵治疗失败的患者。若普通促排卵治疗效果不佳，可选用辅助生殖技术中的"重磅武器"，应用超过生理剂量的促性腺激素短时间内促进卵泡成熟，并经阴道穿刺取卵，获得数枚成熟卵细胞，体外精卵结合形成受精卵，再移植入子宫内。此种治疗方法的缺点在于可能存在取卵方式有创、卵巢过度刺激等问题，花费相对较高，成功率有限（IVF-ET普遍成功率约30%）。

（张新宇）

18

生命不可承受之"痛"
——浅谈痛经

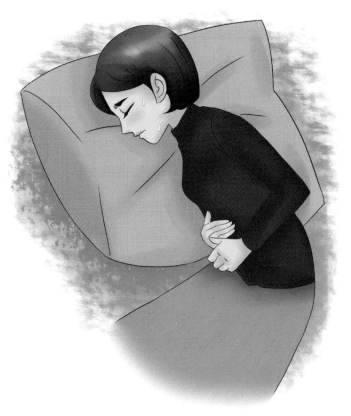

痛经几乎是每个女性会遇到的"窘境"，轻者下腹不适或有轻度疼痛感，严重者可出现恶心呕吐、头痛，甚至影响生活工作和学习。认识痛经的原因及病因才能让我们更从容地应对。

一、痛经的原因

"为什么我在月经期会如此疼痛?"是每一个痛经女性的心声。在月经期间,我们的身体会产生一些叫做"前列腺素"的化学物质,这种物质会引起子宫收缩,这种收缩与分娩期间的收缩一样,所以才会在月经期如此疼痛。有些女性会随着年龄增长痛经越来越重,这可能是一种病,而最常见的就是"子宫内膜异位症",这是因为应该在宫腔内生长的子宫内膜长在了宫腔以外的地方。如果子宫内膜细胞开始在子宫肌壁间生长则称为"子宫腺肌病",这会使子宫变得又大又硬。子宫内膜异位症、子宫腺肌病会给女性带来严重的痛经及下腹痛,月经量增多。

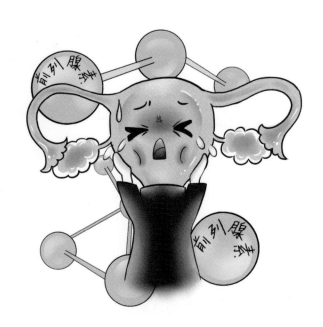

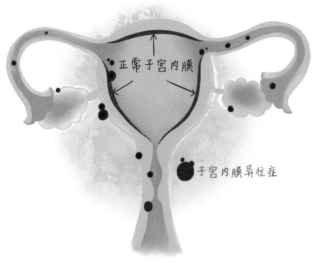

正常子宫内膜

子宫内膜异位症

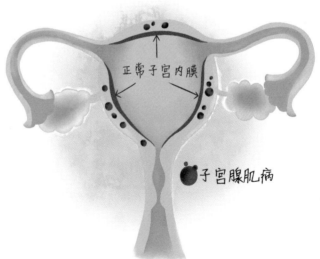

正常子宫内膜

子宫腺肌病

二、痛经的缓解方式

很多女性会因为痛经难以启齿而选择忍耐，或者通过饮食及改变生活习惯缓解痛经，但往往收效甚微。除了这些方法以外，还有许多缓解痛经的方法。轻中程度的痛经可以口服如布洛芬等非甾体抗炎药，这类药物通过抑制引起痛经的罪魁祸首——"前列腺素"而发挥作用。有避孕需求的女性也可以通过口服避孕药实现无月经来潮，以缓解痛经。而因为"子宫内膜异位症""子宫腺肌症"引起的痛经需要进一步治疗。

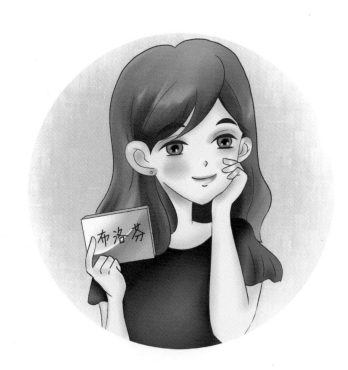

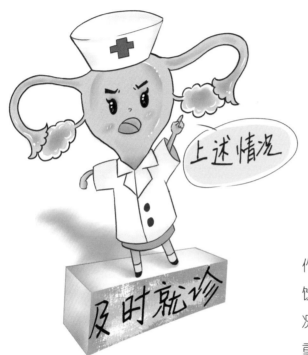

三、痛经的就诊时机

如果痛经程度不影响生活及工作，可以通过生活方式调整、注意饮食以及口服止痛药改善痛经情况。但如果出现痛经程度越来越重，口服止痛药物无效，甚至有月经量增多、非经期的下腹痛、大小便习惯的改变等情况时，需要尽快就诊，以除外子宫内膜移位症及子宫腺肌病。

四、可以做哪些检查发现子宫内膜异位症及子宫腺肌病?

妇产科医师会根据痛经女性的情况开具相关检查。简单的妇科查体和妇科超声检查，可以帮助医生初步了解子宫和卵巢的情况，以及是否存子宫内膜异位症等需要处理的疾病情况。一些肿瘤标志物也会因为子宫内膜异位症而升高。异位的内膜组织累及肠管、输尿管等时还需要进行盆腔核磁扫描等检查。

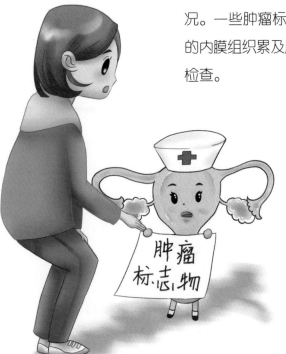

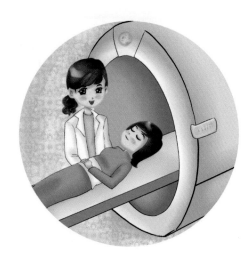

五、子宫内膜异位症或子宫腺肌病的治疗

子宫内膜异位症患者往往合并子宫腺肌症，可影响卵巢功能甚至造成不孕，妊娠后容易流产，所以一旦发现应尽快就医。有妊娠需求的女性也可向生殖医生求助。医生会根据患者的年龄、妊娠需求及症状决定治疗的方案。药物治疗包括止痛药物和避孕药两大类。药物治疗效果不好者需要进行手术治疗，如腹腔镜手术。进行这类手术时，医生会在腹部做几个小切口，并将一个带有摄像头的细管插入体内，随后医生就可找到并去除异位的子宫内膜组织。

（王迎曦）

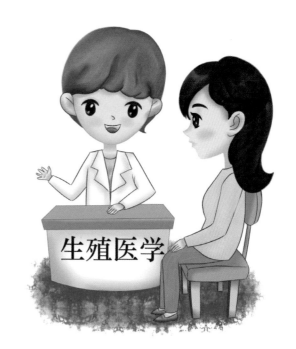

生殖医学

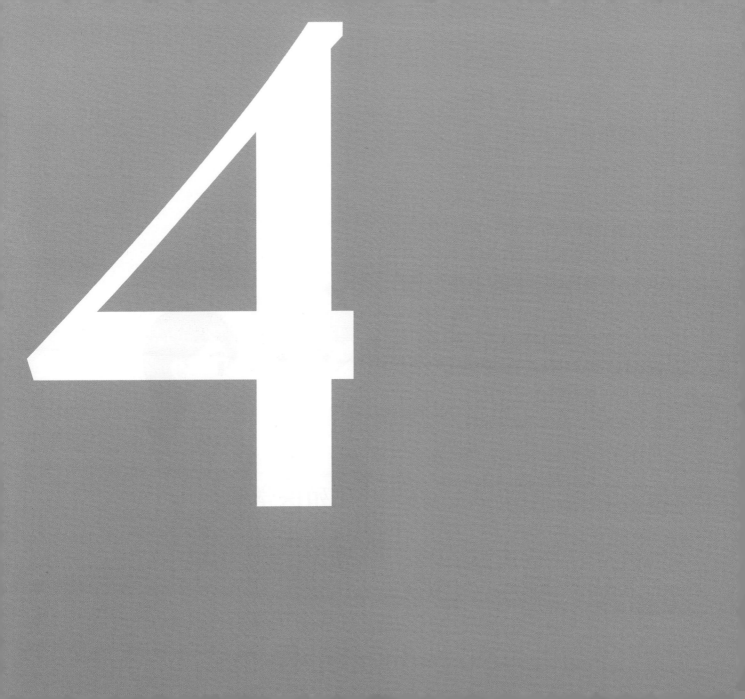

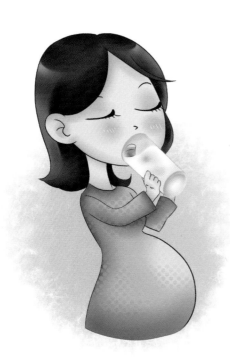

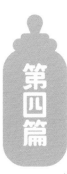

第四篇

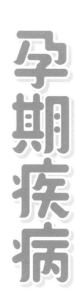

孕期疾病

19

怀孕遇上高血压，时高时低，是高是低？

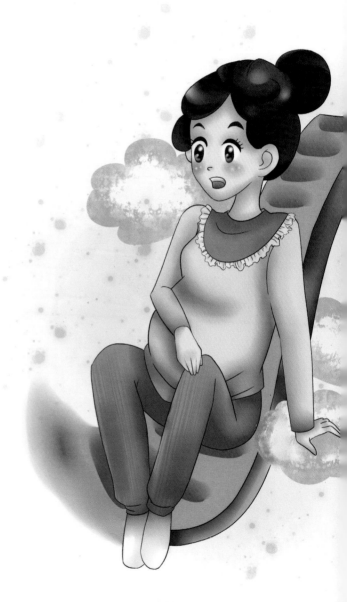

　　"二胎政策"的放开让许多高龄女性再次尝试妊娠，这部分女性中的很多人同时患有高血压病，而妊娠仿佛是个"放大镜"，孕前看起来还不错的血压在孕期就像坐过山车一样忽高忽低，困扰着准妈妈们。对于备孕的各位准妈妈来说，血压问题不容忽视。

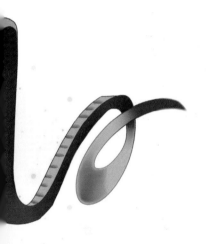

一、患高血压的女性可以正常怀孕么?

大多数患高血压的女性都会正常怀孕,在孕前患慢性高血压的女性应规律复诊心内科将血压控制平稳,并评估妊娠风险后怀孕。高于正常的血压可以影响血管,使血管变坏,富于血管的胎盘、心脏及大脑都可以受影响,所以患高血压的女性在孕期出现以下问题的概率较高

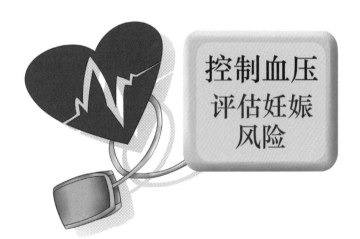

控制血压
评估妊娠
风险

1. 子痫前期

当高血压的妈妈们孕期出现了尿蛋白或者其他器官的问题时，就变成了子痫前期。子痫前期通常发生在孕期后半程，可以是一种危险的疾病。它可造成孩子在母亲子宫内的生长出现问题，还可影响母亲的肝、肾、血液、心脏、眼睛和大脑。

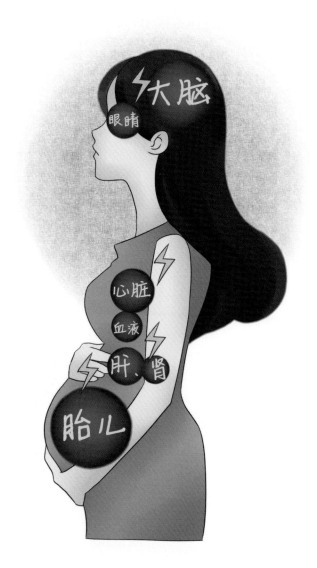

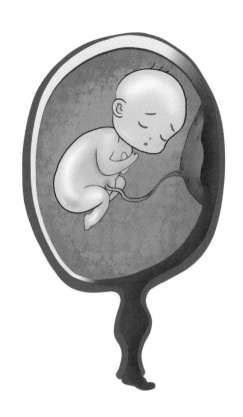

2. 胎盘早剥

胎盘是妈妈给孩子输送营养和氧气，并带走废物的媒介。胎盘早剥是指孩子还没有生出来之前，胎盘部分或全部与子宫分离。若这种情况发生，孩子会因为无法得到足够的营养和氧气而胎死腹中。

3. 胎儿生长受限

孩子因为养料供应不足，出现生长缓慢、体形较小。

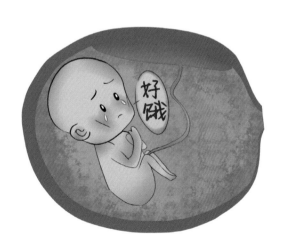

二、我在孕期会发生子痫前期么？

即使在怀孕前血压完全正常的女性，孕期都可能发生子痫前期。但是有部分女性在孕期发生子痫前期的风险要高于其他人，她们往往有以下高危因素：

- 首次怀孕
- 患慢性高血压、肾脏病、红斑狼疮等
- 妊娠期患有糖尿病
- 多胎妊娠
- 家族中有直系女性亲属在怀孕时患过子痫前期
- 既往怀孕时曾患子痫前期
- 高龄
- 肥胖

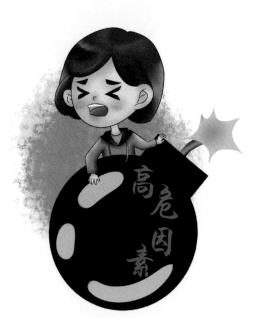

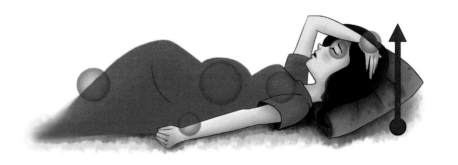

三、子痫前期有哪些症状?

很多患子痫前期的患者可以没有症状，所以需要规律的产检才可以尽早发现血压的升高（＞140/90mmHg）及尿蛋白的出现。除血压升高及尿蛋白出现等症状以外，随着病情的加重，还可以出现以下症状及不良结局：

- 持续存在的严重头痛

- 新出现的胸闷憋气

- 视觉异常

- 化验结果异常：肌酐升高；血小板减少；肝功能异常等

- 抽搐

- 胎儿异常：脐血流异常；胎儿生长缓慢；羊水异常；甚至胎死宫内等

四、子痫前期可以预防么？怎么治疗？

现在还没有可靠的检查方式可以预测子痫前期的发生。对于有高危因素的患者，医生可能会建议在早孕期应用小剂量的阿司匹林来预防子痫前期的发生，但是效果并不是百分之百的。

子痫前期是怀孕带来的，所以想要治好它只有终止妊娠。那什么时候该终止妊娠呢？要综合考虑孩子的情况和疾病的严重程度后再决定。

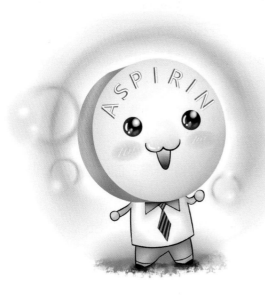

五、我的孩子会健康吗？

孕期出现高血压的妈妈，会比没有高血压的妈妈们更容易提前分娩。这是因为继续妊娠下去，严重的并发症会导致孩子和妈妈的生命都受到威胁，医生可能需要让孩子提前生出来以避免严重情况的发生。但如果血压在整个孕期都得到了很好的控制，孩子有很大概率能够足月分娩。

（王迎曦）

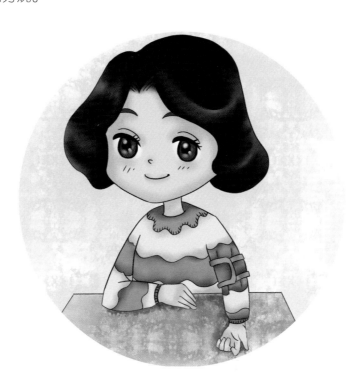

20

"甜蜜" 的诱惑
——糖尿病

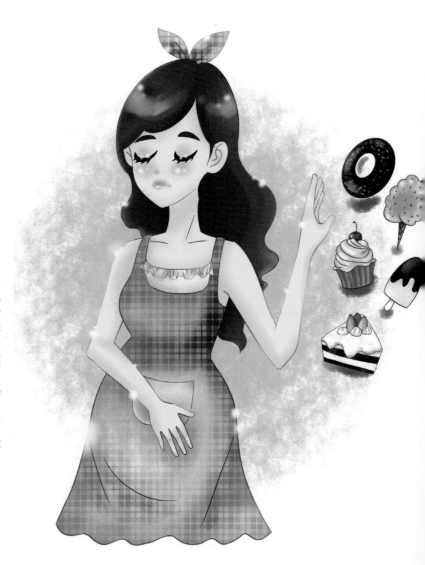

　　随着现代人生活方式及饮食方式的改变，"三高"逐渐进入了人们的视野，而糖尿病作为其中之一也受到了越来越多人的重视。作为慢性代谢性疾病的一种，糖尿病对于人群健康的危害是巨大的。而对于孕期女性来说，血糖控制不佳的危害要远比想象中大。

一、"甜蜜"的诱惑
——糖尿病对妊娠的影响

　　孕期的糖尿病包括两种，分别是孕前就已经存在的糖尿病，以及孕期新发现的糖尿病（又称为妊娠期糖尿病）。对于孕期的女性来说，充满诱惑的甜食背后隐藏着巨大的风险。

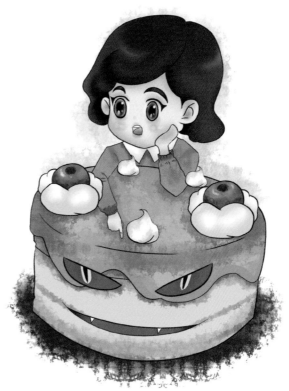

对于孕妇来说，早孕期血糖异常可能增加流产风险，到了怀孕中后期，可能出现羊水过多、泌尿系统感染、甚至酮症酸中毒这些严重的疾病。对于胎儿来说，血糖控制不佳可能导致巨大儿的发生，并且会极大增加胎肺发育不成熟、胎儿畸形的发生风险。同时，宝宝出生后还可能出现新生儿低血糖等表现。总之，糖尿病在孕期严重威胁着母婴的生命和健康，因此需要引起每一个准妈妈的重视。

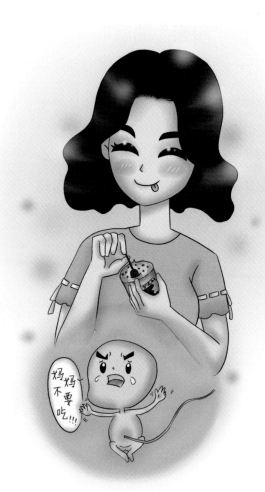

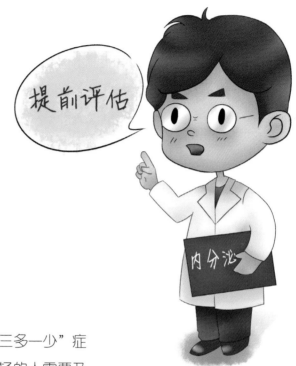

二、孕前及孕期评估

在孕前或备孕期间就出现"三多一少"症状即多饮、多食、多尿、体重减轻的人需要及时去内分泌科就诊，看自己是否患有糖尿病；同时有典型家族遗传或肥胖的人群也可以提前进行评估。

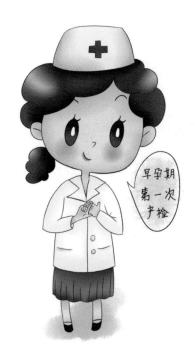

早孕期第一次产检

在早孕期第一次常规产检时，如果出现空腹血糖 ＞ 7.0mmol/L，75g 葡萄糖耐量试验 2 小时血糖 ＞ 11.1mmol/L，随机血糖 ＞ 11.1mol/L 并伴有 "多饮、多食、多尿、体重减轻" 等高血糖表现，或糖化血红蛋白 ＞ 6.5%，四项中的任意一项就可以诊断糖尿病。而妊娠期糖尿病的诊断多数靠 24 周后完成糖耐量试验来诊断，如果大于相应标准，即可以诊断妊娠期糖尿病。

对于糖尿病或妊娠期糖尿病的人群，一旦发现，就应该开始进行血糖的监测及控制，为孕期母婴的安全提供保障。

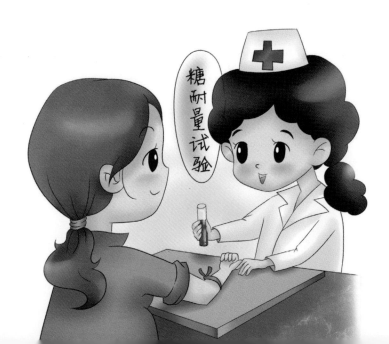

糖耐量试验

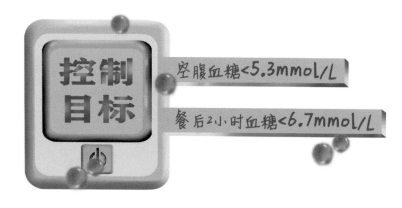

空腹血糖<5.3mmol/L

餐后2小时血糖<6.7mmol/L

三、控制目标

对于糖尿病来说，最重要的就是进行血糖的控制。空腹血糖 < 5.3mmol/L，餐后 2 小时血糖 < 6.7mmol/L 是我们最常用的控制目标。同时，要保证中晚孕期每周体重增加 500g 以内。为了达到这些目标，准妈妈们需要从饮食、运动、生活方式等各个方面进行努力。

最常见的控制方式是饮食控制。在孕期建议对每日摄入食物的热量进行控制，同时最好食用升血糖慢，纤维含量高的食物，比如粗粮。此外，在孕期需要加强运动，建议每天锻炼30分钟，每餐后快走或者进行上臂锻炼10分钟。如果已经采取运动和饮食控制了，血糖仍无法达标，就需要到内分泌科或产科就诊以确定是否需要加用胰岛素。最后，在产后6~12周建议再次到内分泌科进行糖耐量试验来充分评估代谢状态。

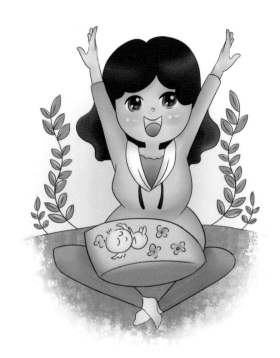

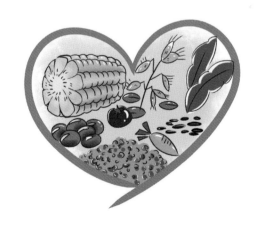

总之，糖尿病不可怕，重要的是需要准妈妈们在孕期自律自觉地严格控制血糖，这样才能为宝宝的健康打下坚实的基础。

（高畅）

21

"智" 关重要的
甲状腺疾病

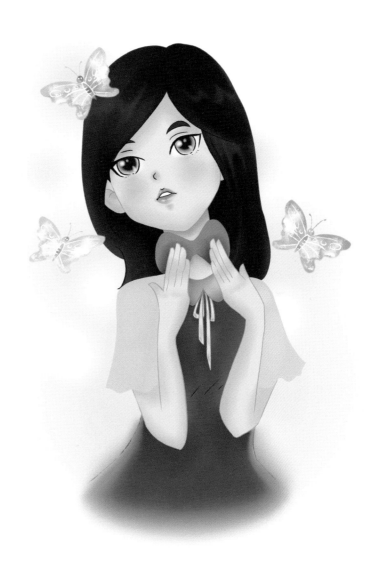

一、甲状腺及甲状腺激素的功能

甲状腺是人体鼎鼎大名的器官之一，由于位置浅表，大多数人都对它有或多或少的概念。

"——哎，你脖子怎么这么粗？是不是甲状腺有问题？"这样的话语我们经常能够听到。没错，甲状腺位于颈部中间，甲状软骨下方，因此而得名。尽管位置"亲民"，但却是人体重要的内分泌器官之一。

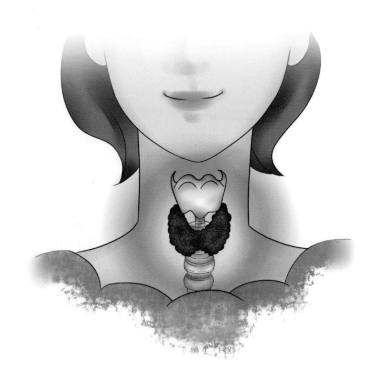

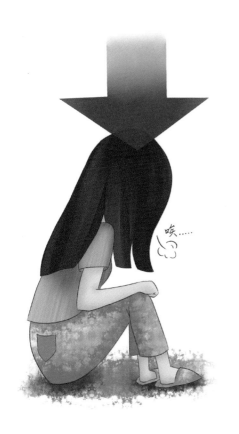

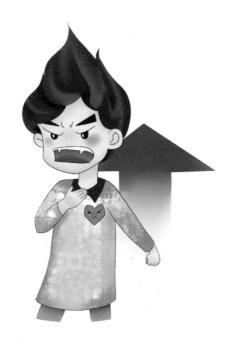

　　甲状腺激素是甲状腺分泌的最主要的激素之一，它的作用就好像汽车燃料，甲状腺激素分泌不足的时候，人会处于动力不足、病恹恹的状态，而甲状腺激素分泌过量时，人会处于过度兴奋的状态，出现心跳加快、失眠、急躁等一系列表现。因此，正常的甲状腺功能对于新陈代谢，维持各个系统的生长和发育至关重要。

二、甲状腺激素对于胎儿"智"关重要

　　孕期的甲状腺功能减退不仅会增加流产、早产、死产、低体重儿、心脏畸形等不良结局的风险，同时会损害胎儿的神经系统、智力发育。而孕期的甲状腺功能亢进可能导致胎儿或新生儿的甲亢或甲减，都会对宝宝的生长发育造成损害。

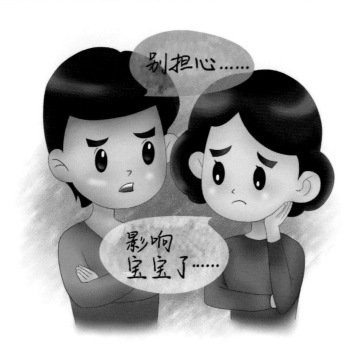

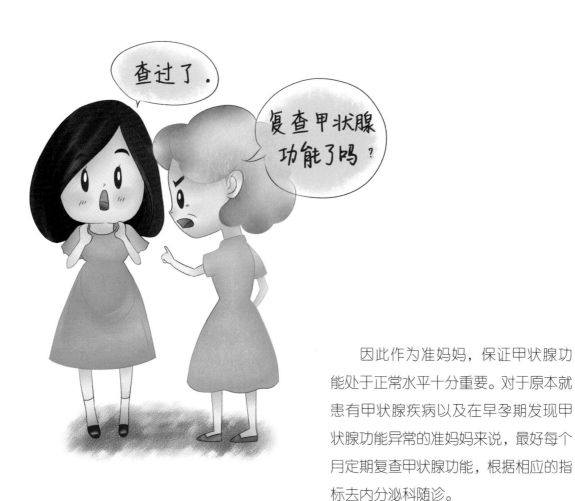

因此作为准妈妈，保证甲状腺功能处于正常水平十分重要。对于原本就患有甲状腺疾病以及在早孕期发现甲状腺功能异常的准妈妈来说，最好每个月定期复查甲状腺功能，根据相应的指标去内分泌科随诊。

三、备孕需要关注的情况

在备孕前，如果条件允许可提前对甲状腺功能进行评估，最好在甲状腺功能正常的情况下进行备孕。对于甲状腺功能亢进的患者，最好在治疗满意后再怀孕。而对于甲状腺功能减退的女性，如果口服左甲状腺素控制甲状腺功能，需要在孕前评估血清促甲状腺激素的水平来调整用药。

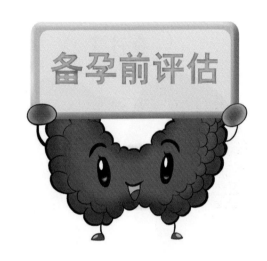

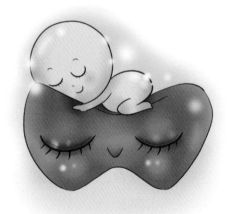

大多数患有甲状腺疾病的孕妇生出来的孩子都是健康的，而只有孕妇患有严重的甲状腺疾病才可能对胎儿的甲状腺、生长发育造成影响。尽管甲状腺疾病在孕期容易被忽视，但每一位准妈妈都不能掉以轻心。合理的孕前咨询与备孕、完善的妊娠期管理可以让宝宝更健康、聪明地成长。

（高畅）

22

既生瑜何生亮
——怀孕与自身免疫
病的恩怨

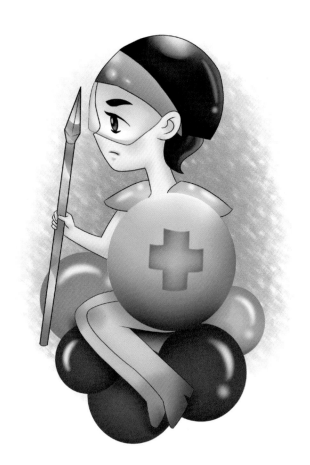

　　免疫系统好像人体的军队，为我们扫除有害分子，维持人体环境的健康。无论是细菌、病毒等"外敌"，还是肿瘤细胞这样的"叛徒"，免疫系统都能予以识别并实施打击消灭，而对于自身体内的正常细胞，它们并不侵犯。但是在一部分人群中，免疫系统却并非总是如此清醒，它们有时会敌我不分，生产一批精锐武器——自身抗体，对"自己人"大肆伤害，这种非正常状态即为自身免疫病。

自身免疫病好发于生育年龄的女性，这可能与生育年龄女性体内的激素水平有关。那么，对于一个有生育需求，却患有自身免疫病的女性来说，这一疾病到底意味着什么，疾病是否会影响怀孕，怀孕又是否会加重疾病呢？

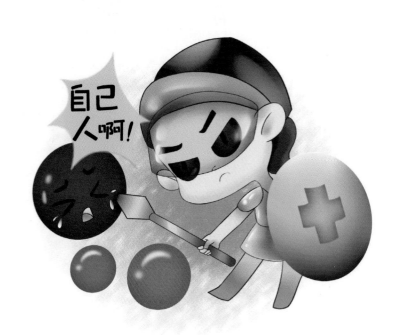

一、自身免疫病对怀孕的影响

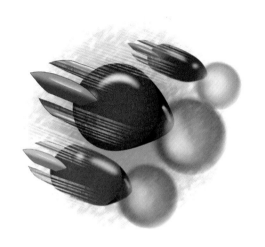

自身免疫病是一大类疾病的统称，它们有相似之处，却也有各自的特性。因此，它们对怀孕的影响不能一概而论。不同自身免疫病的差异主要来自不同的抗体，也就是实施打击的"武器"不同，这些抗体通常各自有比较明确的目标，就好像导弹。

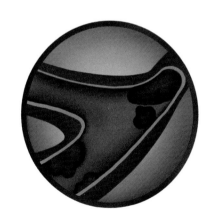

一部分自身免疫病患者会产生针对血管的抗体，这些破坏分子一经释放，会对全身的血管造成伤害，导致血栓的形成，这其中自然也包括子宫以及胎盘内的血管。血栓之于血管，就好像污垢之于排水管道，大量污垢会造成排水管道堵塞，血栓也会导致血管内血流不畅，造成这一血管供应的器官组织缺血、缺氧。如果子宫、胎盘血管内形成血栓，会造成胎盘缺氧，作为胎儿的营养供应站，胎盘缺氧会影响胎儿生长发育，导致胎儿生长受限，严重时会导致胚胎停止发育甚至死亡。

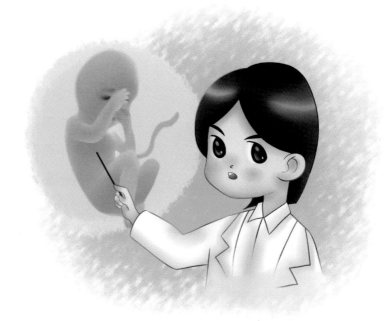

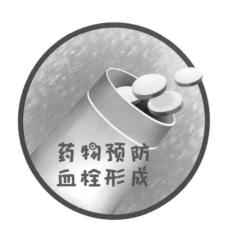

药物预防血栓形成

　　既然这些自身免疫病对于妊娠的不良影响主要是由于血栓形成所致，那么不难想到通过使用阿司匹林、肝素等药物预防血栓的形成，就可以大大降低自身免疫病对妊娠的破坏威力。

　　因此，如果生育年龄女性反复发生流产、死胎等事件，需要考虑自身免疫病的可能，应该在再次备孕前积极检查是否存在相关的抗体，并给予药物提前干预治疗。

二、怀孕对自身免疫疾病的影响

正如前面说过的，自身免疫病的发生和严重程度会受到体内激素水平的影响。而怀孕期间正是女性体内的激素水平变化、波动较大的时期，可以想象，妊娠对于自身免疫病的病情也会产生影响。

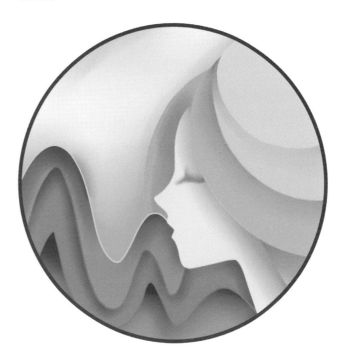

系统性红斑狼疮是一种好发于年轻女性的疾病，也是一种与产科关系较为密切的自身免疫病。以系统性红斑狼疮为例，怀孕期间的高雌激素环境会导致疾病复发、加重甚至急速恶化，对孕妇全身多处器官、脏器造成破坏，此种情况下需要提前终止妊娠。

因此，有自身免疫病的女性，在准备怀孕前，应先去风湿免疫科进行评估和治疗。有些自身免疫病在处于活动期时患者是不适宜怀孕的，应做好避孕，进行系统治疗，在病情控制稳定一段时间后再备孕。

总之，明确患有自身免疫病的女性，应根据风湿免疫科医生的意见决定是否可以备孕。而对于有反复流产、胚胎停育、死胎史的女性，在没有找到其他明确的原因时，不妨尝试一下自身免疫病的筛查。

（于多）

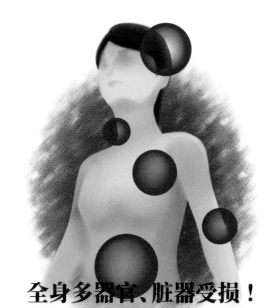

全身多器官、脏器受损！

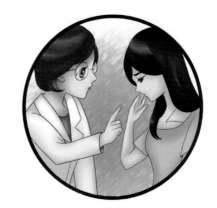

23

石头记
——怀孕和泌尿系结石的故事

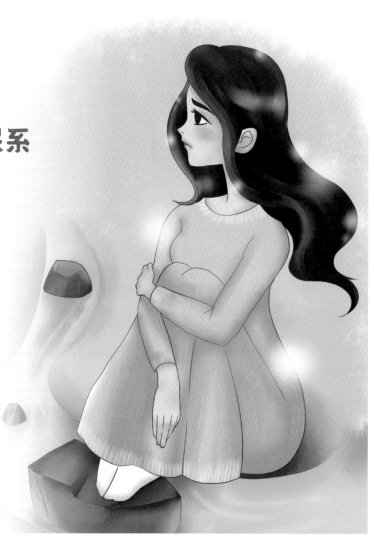

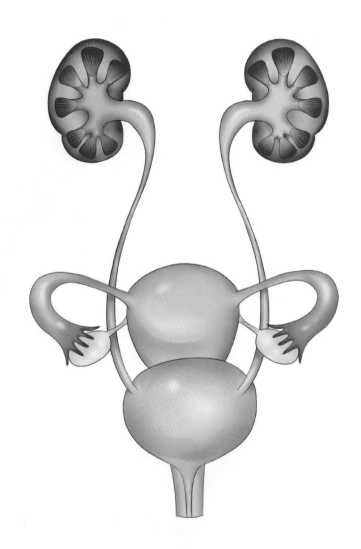

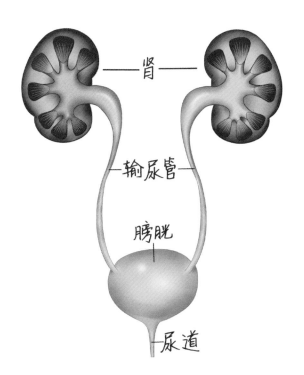

肾

输尿管

膀胱

尿道

泌尿系统与生殖系统是一衣带水的邻居，位置及关系极为密切。那么作为常见的泌尿系统疾病，泌尿系结石对怀孕有怎样的影响呢？怀孕期间的泌尿系结石又该如何处理呢？

一、如何识别泌尿系结石

泌尿系统像一条河流，自上游至下游分为四段，分别是肾、输尿管、膀胱和尿道，发生在这些部位的结石统称为泌尿系结石。对于女性或者孕妇来说，较为常见的是肾和输尿管结石，又称上尿路结石，简单说来就像是出现于河道

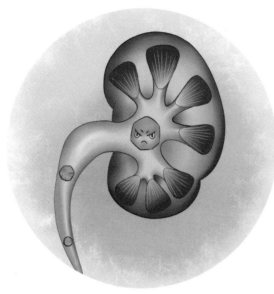

上游的石头；与之相对的，发生于膀胱和尿道的结石称为下尿路结石。上尿路结石的主要症状有腰痛、血尿、恶心、呕吐、发热等，下尿路结石可表现为尿频、尿急、尿痛、排尿困难或尿流突然中断等。

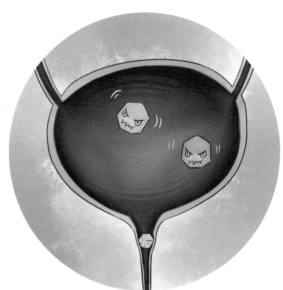

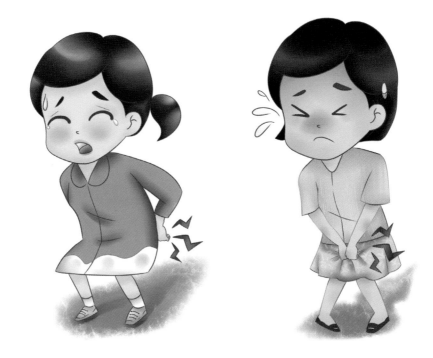

怀孕期间的泌尿系结石发生率并不算高，且有 1/3 的患者在怀孕前即有泌尿系结石的病史。在孕期，由于对 X 线使用的慎重，多数时候需要依靠 B 超帮助医生判断泌尿系结石的存在，这种超声波与产科超声一样，对孕妇和胎儿是相对安全的。

二、泌尿系结石对怀孕的影响

泌尿系结石可能引起较剧烈的疼痛，甚至导致严重的泌尿系感染。"城门失火殃及池鱼"，由于泌尿系统与生殖系统邻近，强烈的疼痛或未控制的感染，很容易波及子宫，引起子宫收缩或者子宫感染，最终可能导致孕妇流产、早产、胎儿宫内缺氧、宫内感染等不良结局的发生。

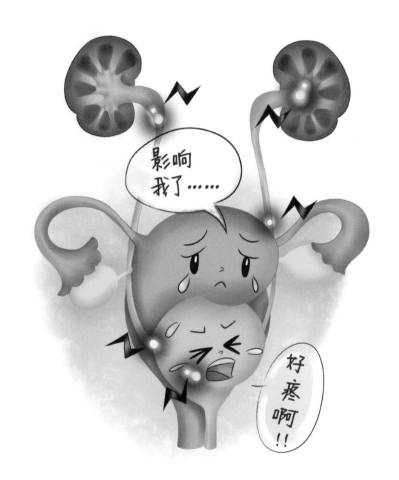

三、怀孕对泌尿系结石的影响

通常情况下，怀孕对于泌尿系结石的发生发展并无多大影响。但由于它们在解剖位置上的紧密关系，怀孕期间逐渐"健壮"的子宫可能会"欺压"它身旁"瘦小"的输尿管，这样的压迫会导致输尿管梗阻，好比河道受阻，一方面可能使上游的结石更加难以排出，另一方面尿流明显不畅，冲刷力度大大减弱，下游的细菌可能乘虚直入、逆流而上，增加泌尿外感染发生的概率。

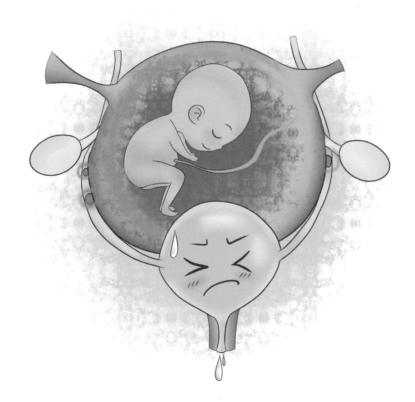

四、怀孕期间泌尿系结石怎么治

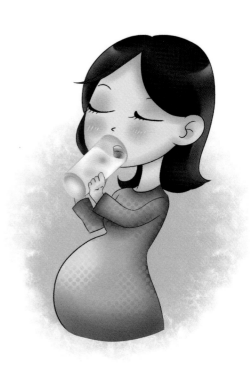

对于非妊娠期的泌尿系结石，治疗方法从多饮水到药物治疗，再到各种各样的手术，可选择范围较大，可以根据每个患者的特点个体化选择。但是由于目前并不确定外科治疗对于孕妇及胎儿是否存在潜在危害，大多数专家认为在怀孕这一特殊时期，泌尿系结石应尽量选择非手术治疗方式。

对于怀孕期间没有症状的泌尿系结石，无须特殊的干预，可多饮水、多排尿帮助结石自行排出。对于引起症状的泌尿系结石，优先选择多饮水，配合止痛、缓解痉挛、抗感染等治疗，70% ~ 80% 的输尿管结石可以通过这种方式自行排出。部分情况下输尿管中的结石造成了输尿管的梗阻不通，导致梗阻部位上游尿液不能顺利通过，产大于销，大量尿液滞留造成管道扩张，长期会影响肾脏功能，这种情况下，可选择在输尿管中安放一根支架管，起到疏通之效。

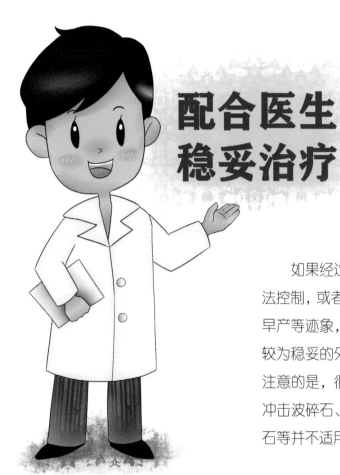

配合医生
稳妥治疗

如果经过上述的种种治疗，疼痛仍无法控制，或者出现发热，或疼痛诱发流产、早产等迹象，可考虑采取目前公认的孕期较为稳妥的外科治疗方法进行治疗。需要注意的是，很多常见的治疗方法，如体外冲击波碎石、经皮肾镜取石、输尿管镜取石等并不适用于孕妇。

（于多）

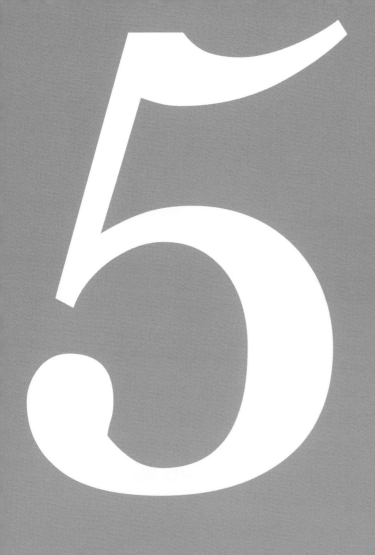

一些伤脑筋的问题

24

服药后发现自己怀孕了，孩子还能要吗？

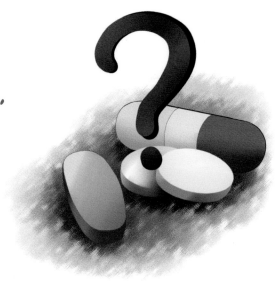

很多孕妈妈有这种顾虑：想生一个健康的宝宝，担心孕期使用的药物不当，会连累肚子里的宝宝，发生流产、胎儿畸形等问题。怀孕后还能吃感冒药、抗生素吗？不小心服用了这些药，孩子还能要吗？事实上，这要看用的是什么药、什么时候用的药，因为不同时期胎儿对药物的敏感性不同，造成的结局也迥然不同。

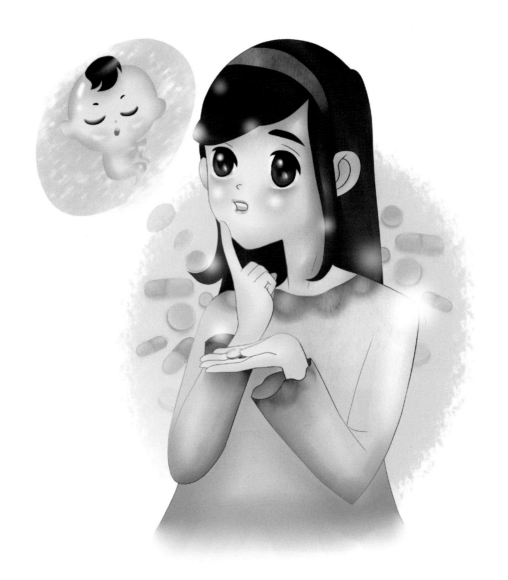

一、用的是什么药?

孕妈妈在用药前应该仔细阅读说明书或咨询医生,尽量不用"孕产妇慎用/忌用"的药,或在医生指导下使用。美国食品药品管理局(FDA)对药物进行了妊娠安全性分级,包括A、B、C、D、X五级:A级表示药物已证明对胎儿无危害;B级表示在动物实验中对胎儿无危害;C级表示尚无很好的研究,或已发现对动物有不良作用,但缺乏人类资料;D级表示对胎儿有危险;

A/B

X 级表示对胎儿可致畸或产生严重的不良作用。显而易见，孕妈妈可以对 A/B 级的药物放心使用，而 C/D/X 级药物则需慎之又慎。一般来说，青霉素及大部分的头孢类抗生素孕妈妈可以较为安心地使用，而利巴韦林等抗病毒药物则需慎用。如果感冒了，对乙酰氨基酚是可以放心使用的。如果拿不准，一定要咨询医生用药问题，别一直不吃药耽误了自己，也别乱吃药耽误了孩子。

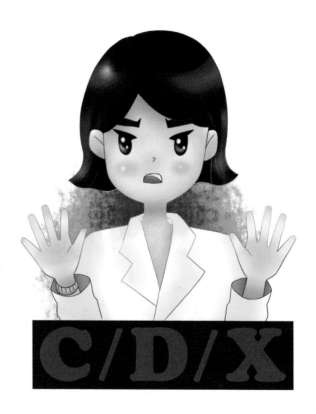

二、用药时间是什么?

　　相同的药物,不同的孕周使用,对胎儿的影响不同。停经2～4周(受精后2周内)内,药物对胚胎的影响是"全"或"无",也就是说要么没有影响,要么有影响导致流产,所以这个时期服用的药物一般不会导致畸形,孕妈妈不用太过担心。停经5～10周(受精后3～8周)是导致畸形的敏感期,这时候胎儿的各个器官均在

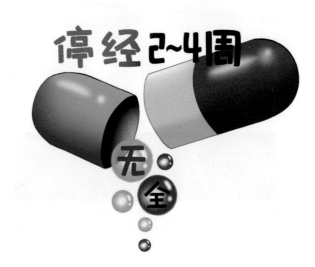

敏感期
谨慎用药！

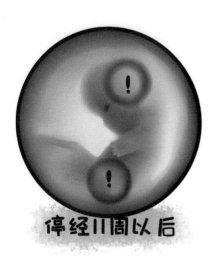

停经11周以后

发育，容易受药物等外界因素的影响而导致畸形，要在医生指导下谨慎地安全用药。停经11周（受精9周）以后，胎儿整体对药物的敏感性减弱，药物不会造成明显的畸形，但大脑等神经系统和生殖器仍然会受到药物的影响。

总之，孕妈妈在生病之后，应该尽快寻求医生的帮助，在医生的指导下选择相对安全有效的药物，不应因过分担心孩子受到影响而什么药都不敢用。

（张文）

25

被"辐射"后发现自己怀孕了，
孩子还能要吗？

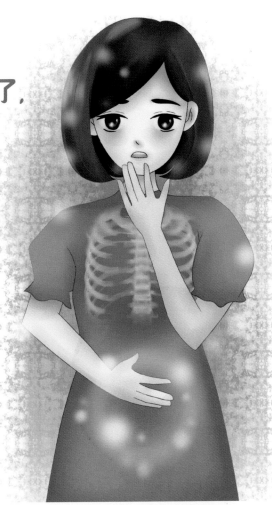

不少孕妈妈可能做了 X 线照射体检后才发现自己怀孕了，或者孕期需要做有 X 线照射的检查，于是很多人会问，"孕期做 X 线、CT 检查，孩子还能要吗？"

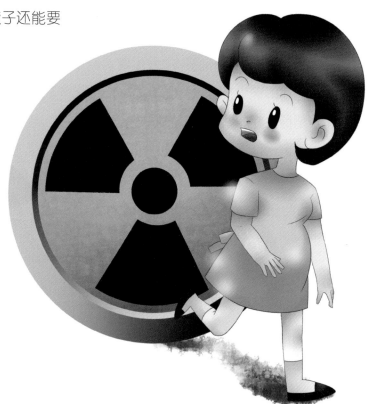

X线和CT都是有辐射的，但是不一定会给胚胎和胎儿带来不良影响，这主要与检查时的怀孕周数和放射线的辐射剂量相关。孕8~15周时的辐射暴露对大脑等中枢神经的影响最大，如果怀孕12周之前就暴露在高剂量的放射线下，对胚胎的伤害可能是致命的。累计放射剂量达到5~10Rad的时候，会明显增加新生儿畸形的发生率。一般的X线片对胎儿的辐射剂量大约是0.1Rad，所以妈妈们在孕期得拍50次以上的X线片才有可能导致胎儿畸形；而一次CT的辐射剂量大约为1~2Rad，所以单次CT检查一般并不会导致孩子畸形。

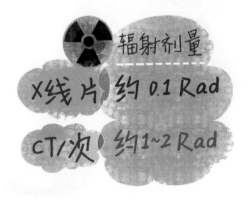

辐射剂量

X线片 约0.1 Rad

CT/次 约1~2 Rad

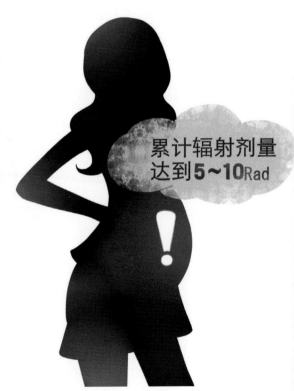

累计辐射剂量达到5~10Rad

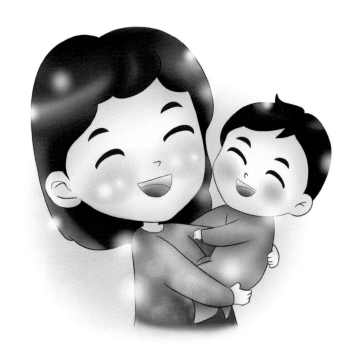

　　所以，对于"孕期做X线、CT检查，孩子还能要吗？"这个问题，你可能已经有了答案。当然，除了药物和辐射，还有其他种种不良因素也会影响胎儿的生长发育，所以孕妈妈们务必要定期做好产前检查，为生出健康的宝宝做好充足的准备。

（张文）

26

我的染色体报告有问题吗?

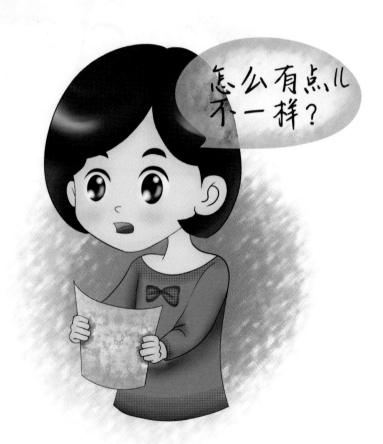

经常有患者拿着貌似"不正常"的染色体核型报告很不安地前来咨询："医生，我这个染色体结果什么意思，有问题吗？""正常的核型不应该是 46，XX（女）或者 46，XY（男）吗？" 虽然，患者手里的报告与标准的相比看起来多了一串符号，从而让很多患者感到困惑，但这些其实是"染色体多态性"，并不是异常的结果。

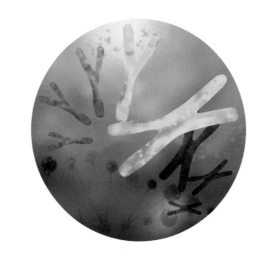

什么是染色体多态性？

一般认为，染色体出现变异往往会造成疾病，但研究发现，在一部分正常人中也存在着特殊的染色体变异，包括结构、带纹宽窄和着色强度，这就被称为染色体多态性。有研究表明，染色体多态性与流产、死胎、胚胎停育、生育畸形儿、无精、不孕不育等临床表现有一定关联，但尚无定论。

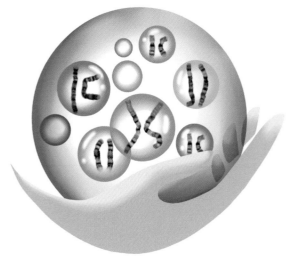

常见的染色体多态性分类

多态性分类	常染色体	
qh+	1qh+,9qh+,16qh+	染色体长臂异染色质长度增加
qh−	1qh−，9qh−，16qh−	染色体长臂异染色质长度减少
ps+,pss+	13ps+,14ps+15ps+,21ps+,22ps+,14pss+，21pss+	染色体短臂随体长度增长或双随体
pstk+	13pstk+,14pstk+,15pstk+,21pstk+,22pstk+	染色体短臂随体柄长度增加
pstk−	13pstk−,14pstk−,15pstk−	染色体短臂随体柄长度减少
inv	inv(9)(p12q13),inv(9)(p11q13),inv(9)(p12q21)	染色体臂间倒位

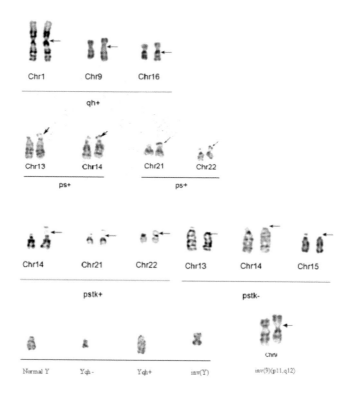

q 是染色体长臂；p 是染色体短臂；h 是异染色质节段（hetrochromatic segments）；s 是近端着丝粒染色体（13,14,15,21,22）短臂上的微卫星片段（有些称为随体；satellite）；stk 是连着随体的 stalk；+：增多；−：减少；inv：染色体倒位。

以上列出的是临床常见的染色体长度的正常变异。如果您的染色体报告中有如上的字母或符号出现，不必紧张，这是在正常人中也会出现的染色体多态性。

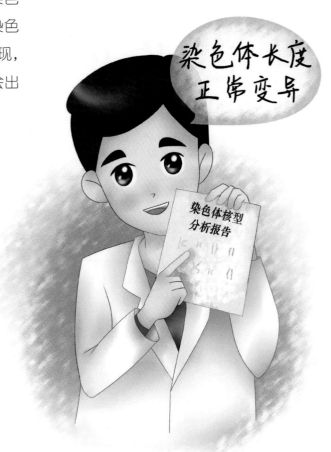

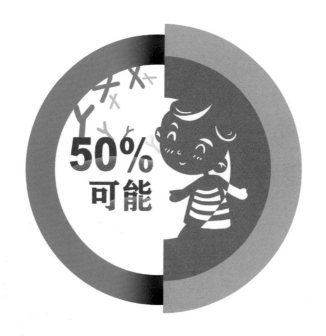

染色体多态性能治疗吗？会遗传给孩子吗？

染色体多态性属于遗传物质的改变，目前尚无法根治。染色体多态性大多由遗传所致，如果夫妇一方携带有染色体多态性，则有 50% 的可能会遗传给孩子。但染色体多态性在部分正常人群中也存在，不会造成重大疾病或影响，是否会造成不孕不育也尚无定论。

所以，当拿到貌似"不正常"的染色体核型报告，千万别着急，先找大夫做遗传咨询，大夫会对您的问题做出专业的回答。

（焦利萍）

第五篇　一些伤脑筋的问题

161

27

我家有遗传病,
怎样才能不遗传给孩子?

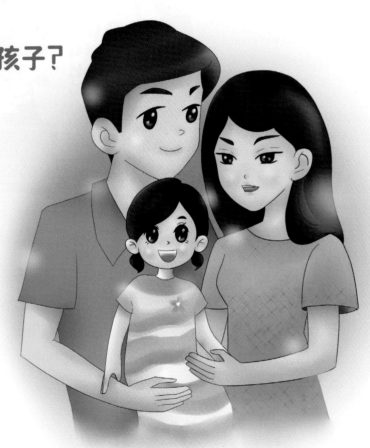

孩子是一个家庭的希望，每个家庭都盼望着有健康的宝宝为家庭带来无限的快乐与憧憬。然而，有遗传病家族史的夫妻会有这样的担忧：如何才能不让自己的孩子得遗传病？

遗传性疾病的病因是遗传物质发生改变，可分为因染色体数目或结构异常导致的染色体病，以及由基因突变引起的单基因或多基因病。遗传病的种类很多，遗传的方式也各不相同。目前，大部分遗传病尚缺乏有效的药物治疗方法。但是，我们可以通过以下方法，预防遗传病患儿的出生，做到早发现，早干预。

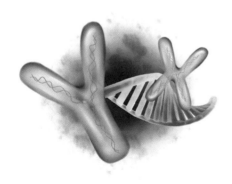

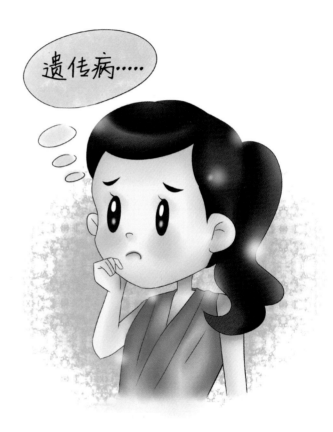

遗传病……

一、产前诊断

产前诊断主要针对出生缺陷的高风险家庭。通过超声、羊膜腔穿刺、绒毛穿刺等方法对可疑出生缺陷的胎儿，在出生前全面评估其在宫内的发育状况，从而对染色体异常、遗传性代谢缺陷、先天性结构畸形等先天性疾病和遗传性疾病作出诊断，为胎儿宫内治疗及选择性流产提供依据。

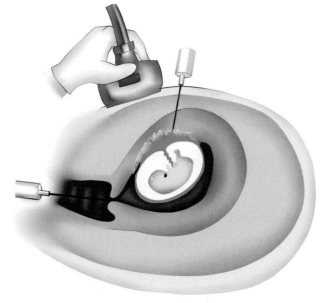

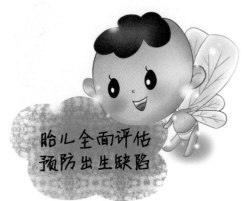

胎儿全面评估
预防出生缺陷

如果孕妇有不良孕产史或有明确的遗传病家族史等，均建议进行产前诊断，全面评估胎儿情况，预防出生缺陷的发生。

二、胚胎植入前遗传学诊断

胚胎植入前遗传学诊断是遗传与辅助生殖技术相结合，也是我们通常所说的第三代试管婴儿。这种方法是在胚胎植入子宫前，对体外培养的胚胎进行遗传学分析和诊断，帮助有遗传病家族史的夫妇筛选出不患病的胚胎进行移植，从而阻断致病基因的遗传。

因此，对于有遗传病家族史的夫妻，建议在孕前进行遗传咨询，专家会根据具体情况进行具体分析，给予个体化的详细解答。

（王曼卿　杨俊）

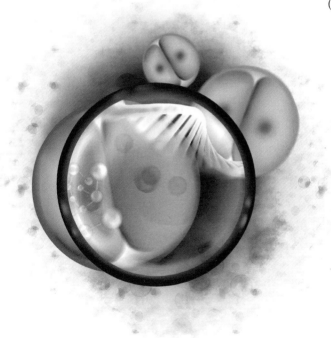

28

Y 染色体有基因的缺失，还能再生育吗？

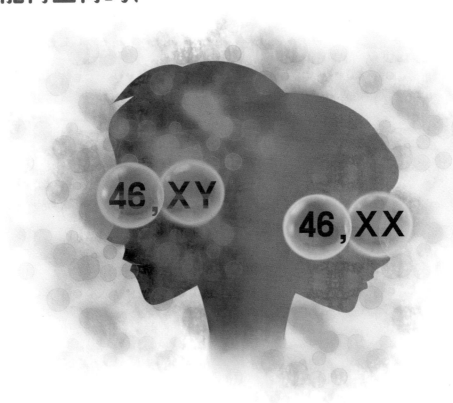

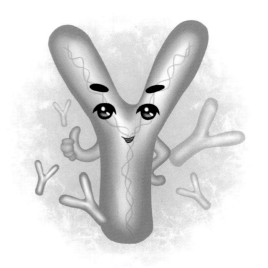

我们知道女性的染色体是 46，XX，男性的染色体是 46，XY。Y 染色体是男性区别于女性、在生育方面具有决定性作用的重要染色体，个头虽小，可不能小觑哦。

Y 染色体上有个重要的基因，名字是 SRY，有了它，胚胎才能朝着男性发育。

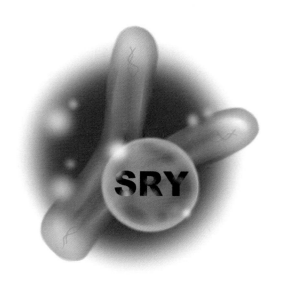

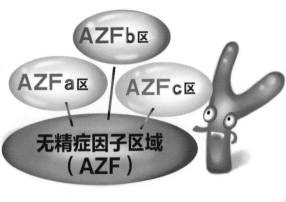

　　除了 SRY 这个重要的基因外，在 Y 染色体的长臂上还有一个重要的区域，与男性精子的生成有至关重要的关系，这就是人们常看到的无精症因子区域（AZF 区）。AZF 又分为三个区域，分别是 AZFa、AZFb 和 AZFc。当 AZFa 区缺失时，睾丸中没有生精细胞，导致精液中没有精子，这种情况下，男性就不能有自己的后代了，也没有必要进行睾丸穿刺或活检了。当 AZFb

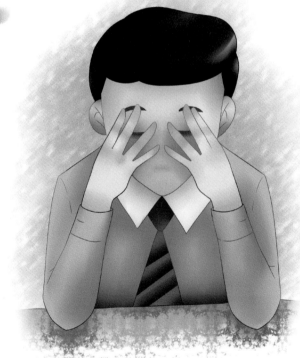

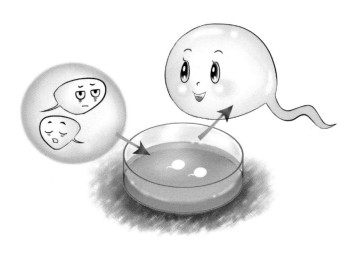

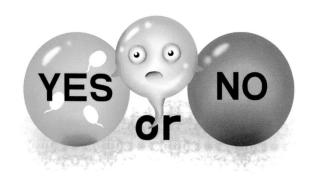

区缺失时，睾丸中有生精细胞，但是生精细胞不能发育成熟至精子，这时精液中也没有精子，但是与 AZFa 区缺失不同，AZFb 区缺失的男性可以尝试睾丸穿刺或活检，也许会找到 1~2 条不成熟的精子，通过体外培养成熟之后再受精，也许会有自己的后代。与前两种情况不同的是 AZFc 区缺失的男性，精液中可能有精子，也可能没有精子，所以当 AZFc 区缺失精液中没有精子的时候，建议进行睾丸穿刺取精子。另外还存在 AZFa+b+c 三个区的缺失及 AZFb+c 两个区的缺失，这时男性也会表现为无精，一般很难有自己的后代。

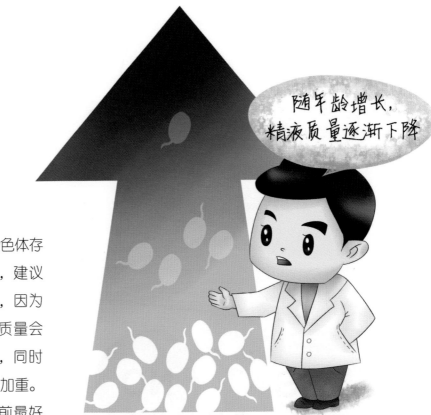

如果经过化验，Y 染色体存在缺失且精液中有精子，建议您尽早生育或冻存精子，因为随着年龄的增长，精液质量会逐渐下降，最后至无精，同时这种缺失会遗传，且逐代加重。这样的患者在准备生育前最好做个遗传咨询，了解相关的风险，制订最适宜的生育方案。

（邵敏杰　田婵）

29

耳聋可以早筛查早预防吗?

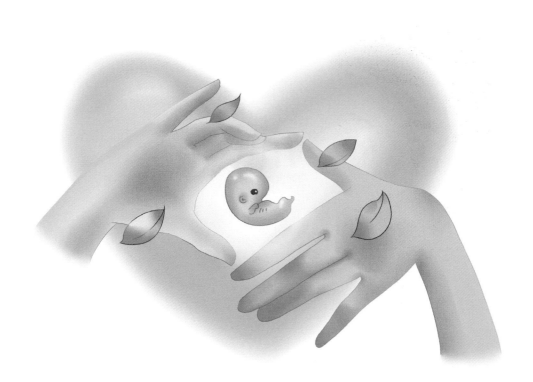

我们常会看到这样的报道"父母听力正常却生育了聋哑孩子"，"两个聋哑人也生出了正常的孩子""孩子打了一针庆大霉素就再也听不到声音，从此过着痛苦的生活"，究其原因，可能是"基因"惹的祸，且听专家如何解答。

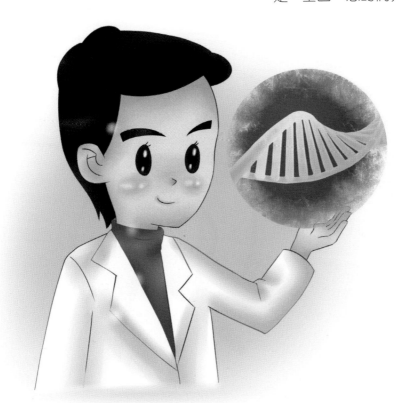

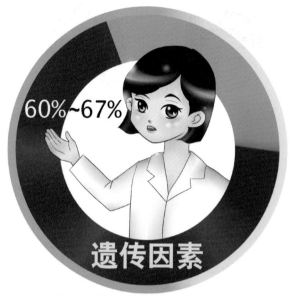

60%~67%

遗传因素

我国先天性耳聋患者

我国的先天性耳聋患者中有60% ~ 67%与遗传因素（基因）有关，另外约40%与耳毒性药物、围生期感染、新生儿黄疸、缺血缺氧性疾病、噪音等环境因素相关。研究发现，我国耳聋患者最主要的致聋基因有四个，即*GJB2*、*SLC26A4*、*GJB3*和线粒体*12SrRNA*，超过一半的中国遗传性耳聋患者由这几个基因突变引起，此外，还有其他基因的突变也可以引起耳聋。

最常见的遗传性耳聋呈常染色体隐性遗传，即同一个基因的两个拷贝都携带突变才发病（图1）。如果只有一个拷贝有突变，则被称为携带者（图1的父母），不表现出耳聋。每个携带者将致病突变传递给后代的概率是50%，如果夫妻双方正常，但携带同一个基因突变，就有可能生出耳聋的孩子。

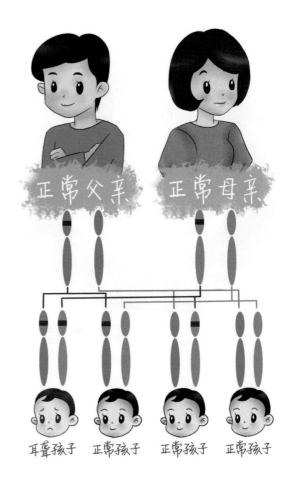

图 1　常染色体隐性遗传

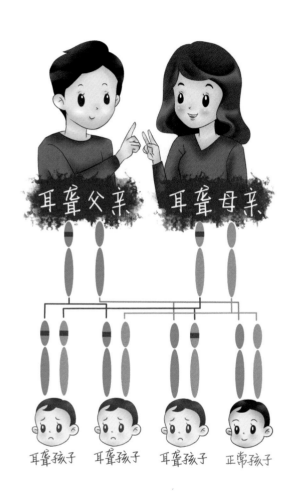

图 2　常染色体显性遗传

生活中，我们还会碰到聋哑人家庭生出正常孩子的现象，这通常指的是常染色体显性遗传的耳聋，即同一个基因的两个拷贝任意一个有致病突变就会发病（图 2）。夫妻双方都是耳聋，分别带有一个耳聋基因突变，孩子遗传了其中任意一方的突变都会发病，孩子有 75% 的概率是耳聋患者；但也有 25% 的概率不会遗传致病突变，即孩子有 25% 的可能是一个正常孩子。耳聋夫妇生育聋儿的风险很高，建议做产前诊断或胚胎诊断。

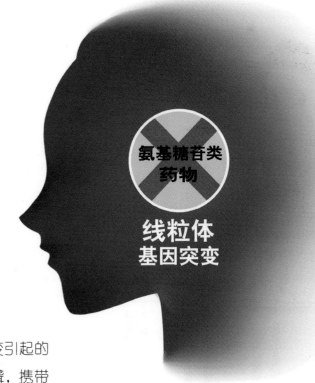

氨基糖苷类
药物

线粒体
基因突变

　　另外，线粒体基因突变引起的耳聋，又被称为药物性耳聋，携带线粒体基因突变的人，一旦使用了如庆大霉素等氨基糖苷类药物就会导致耳聋，这也就是人们常说的"一针致聋"。避免使用此类药物就不会耳聋。

对于不同的耳聋，我们能有效预防吗？

当然可以。对于准备怀孕尤其是有家族史的夫妻，建议在孕前做耳聋基因筛查，如果是耳聋基因突变携带者，就可以及早进行生育指导和有效干预，避免耳聋宝宝的出生；对于新生儿，可以结合耳聋基因筛查和听力筛查进行综合评估，做到早发现、早治疗。如果新生儿携带药物性耳聋致病基因，只要终身避免使用氨基糖苷类药物就可以避免耳聋的发生。

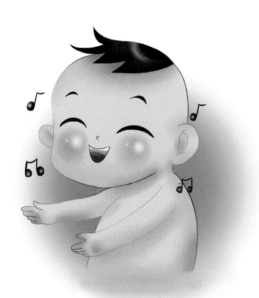

减少耳聋出生缺陷
从遗传性耳聋基因筛查开始

遗传性耳聋基因筛查的报告该怎么解读?

筛查结果分为阳性(有突变)和阴性(无突变)两种,阴性结果表示常见致聋基因无突变。阳性结果表示常见致聋基因有突变,需要进一步遗传咨询。

总而言之,耳聋并不可怕,早期筛查、遗传咨询很重要!

（常亮　杨俊　田婵）

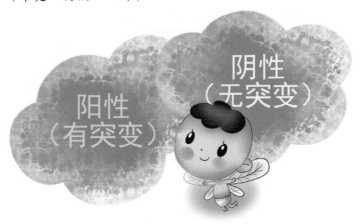